치매라고 두려워 마라

「認知症の人」への接し方のきほん

(Ninchishou no Hito eno Sesshikata no Kihon: 7616-1)

© 2022 Tomoyuki Yabuki

Original Japanese edition published by SHOEISHA Co.,Ltd.

Korean translation rights arranged with SHOEISHA Co.,Ltd. through Eric Yang Agency, Inc.

Korean translation copyright © 2023 by RH Korea Co. Ltd.

치매
라고
두려워
마라

처음 경험하는 치매 돌봄의 모든 것

야부키 토모유키 지음 | 황미숙 옮김

목차

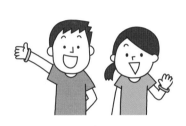
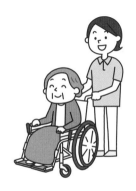

CHAPTER
1
치매 돌봄을 위한
다섯 가지 마음가짐

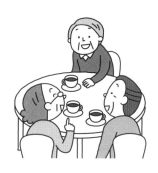

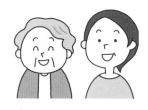

CHAPTER 2

상대도 나도 편안해지는 치매 대하기

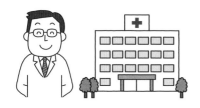

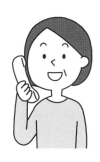

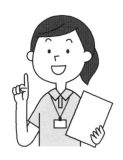

CHAPTER 4 돌봄이 훨씬 수월해지는 상담처 찾기

CHAPTER 1

치매 돌봄을 위한
다섯 가지 마음가짐

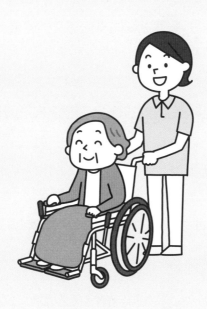

치매에 대해서
감추지 말고 이야기하자

고령자 다섯 명 중 한 명은 치매다

앞으로 치매라는 질환은 심심치 않게 경험하게 될 겁니다. 일본 후생노동성(역주-일본의 행정조직으로 대한민국의 보건복지부, 고용노동부, 여성가족부에 해당)의 추계에 따르면 2025년에는 고령자 다섯 명 중 한 명이(약 700만 명) 치매에 걸린다고 해요. 치매는 지금보다도 훨씬 흔한 질환이 되겠지요. 다만 확실한 예방법이나 특효약이 없으니, '무서운 병'이라는 인식이 남을지도 모르겠군요.

　하지만 치매는 결코 부끄럽거나 감추어야 하는 병이 아닙니다. 왜냐하면 치매는 누구의 탓도 아니고, 평균수명이 늘어나면서 누구에게든 일어날 수 있는 우리 인생의 일부라고 할 수 있으니까요.

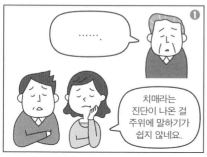
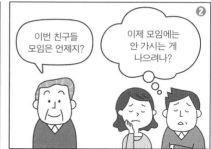
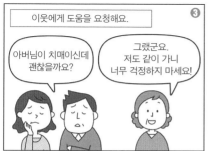
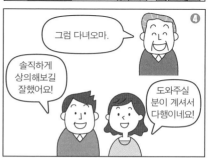

치매를 '병'으로 여기지 말자

의학적으로 치매를 일으키는 질환(알츠하이머형 치매나 뇌혈관성 치매 등)을 진단받을 수 있습니다. 하지만 그로 인해 일어날 수 있는 '증상'은 너무 다양하고 사람에 따라 차이가 커서 한 가지 질병의 증상으로 보기는 어려운 것 같아요.

실제로 치매가 있는 많은 사람을 만나본 경험으로 말씀드리자면, 치매 증상은 그 사람의 인생과 크게 연결되어 있습니다. 말 그대로 백 명이 있으면 백 가지의 '치매와 더불어 사는 삶'이 있는 것이지요. 일반적인 질병과는 다릅니다.

과연 치매를 '질병'이라는 테두리에 꿰맞추어 이해해도 되는 걸까요? 오히려 치매는 '당사자 인생의 일부'로 여기는 것이 적절하지 않을까 싶습니다.

치매와 더불어 살기

치매를 극복해야 할 대상이 아닌 당사자 인생의 일부로 받아들이려고 해 보세요. 혼자서는 어려운 일이지만, 치매 당사자와 또는 돌봄을 함께 하는 이들과 생각해보는 기회를 만들어 봅시다.

치매에 걸려도 지인들과의 교류, 취미와 삶의 보람, 사회와의 연결고리는 변함없이 중요합니다. 주위 사람들에게 이해를 구하고, 대화하고, 서로 도울 수도 있어요.

사람들에게 도움을 요청하는 것은 결코 부끄러운 일이 아니며 매우 인간적인 행동입니다. 살짝 용기가 필요하기는 하지만 솔직하게 이야기해 보세요.

✔ SUMMARY

- 치매는 당사자의 인생 중 일부다.
- 주위에 도움을 요청하는 것은 부끄러운 일이 아니다.

치매 당사자를 바꾸기보다는 내가 바뀌자

'그 사람 자체'를 바라보는 것이 중요하다

치매라는 질환에만 사로잡히지 말고 그 사람에게서 배어 나오는 진정한 마음과 이제까지의 인생을 바라봐 주세요.

　누군가가 치매에 걸렸을 때, 가장 어려우면서도 중요한 것은 그 사람이 '할 수 있는 것'과 '할 수 없는 것'을 구별하는 일입니다. 치매 전문가인 의사도 하기 어려운 일이지요. 사실 그것이 가능한 사람은 가까운 가족입니다.

　치매 당사자를 가장 잘 아는 가족이 곁에서 지켜보면 이전과 비교해서 여전히 할 수 있는 일과 그렇지 않은 일이 눈에 들어오게 될 겁니다. '할 수 없게 된 일'을 도와주고 '할 수 있는 일'은 본인이 하도록 하는 것이 바람직한 치매 돌봄의 형태입니다(CHAPTER 2 참조).

　가족이 돌봄 도우미에게도 치매 당사자가 '할 수 있는 일', '하지 못하는 일'을 알려주면 더 적절한 도움을 줄 수 있어요.

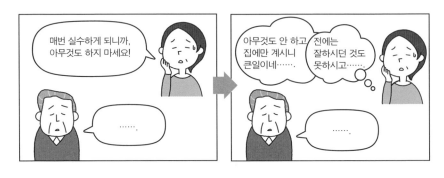

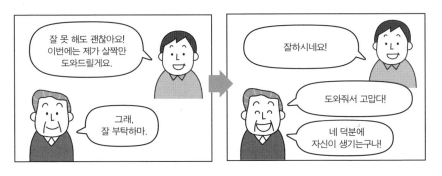

바꿀 수 있는 건 나 자신이다

일반적인 질환이라면 생활 습관을 바꾸거나 치료를 지속하는 걸로 증상이 개선되겠지요. 이때는 환자 본인의 인식이나 행동의 변화가 요구됩니다. 하지만 치매는 그렇지 않아요. 본인이 의식해서 나을 수 있는 것이 아니므로, 주위에서 당사자가 바뀌기를 기대해도 그에 미치지 못할 때가 있어요.

그보다는 나 스스로 바뀌는 것이 훨씬 편하고 빨라요. 치매 당사자가 곤란한 행동을 보일 때도 그것을 치료 또는 교정하려고 하기보다는 돌보는 사람의 생각과 이해, 접근 방법을 바꾸도록 해 보세요(어떻게 바뀌어야 하는지는 이 책에서 차근차근 설명해드릴게요).

소중한 사람이 치매로 인해 달라진 모습을 보는 것은 슬픕니다. 이전의 모습으로 돌아오길 바라는 마음에 '이 행동을 고쳐야겠다'고 생각하게 되는 것도 이해는 됩니다. 다만 그 마음을 당사자와 부딪쳐본들 서로에게 더 힘든 상황이 펼쳐질 수도 있어요.

치매인 사람과 더불어 인생을 걸어가는 것. 그것이 바로 치매 돌봄입니다. 모쪼록 초조한 마음은 내려놓길 바랍니다.

✿ SUMMARY

- ● '할 수 있는 일'과 '할 수 없는 일'을 구별할 수 있는 사람은 가족이다.
- ● 내가 바뀌는 편이 훨씬 편하고 빠른 길이다.

돌봄의 '정답'에
집착하지 말자

올바른 지식이 늘 '정답'은 아니다

치매에 걸린 사람과 생활하다 보면 이전에는 경험하지 못한 곤란한 행동(건망증이나 폭언 등)을 보여 당황하게 될 때가 있어요. 이 사람이 왜 이러나 싶어서 놀라고 슬퍼하던 가족들은 올바른 대응법을 알고 싶어지게 됩니다.

'이런 행동에는 이렇게 대응하면 된다'는 정답이 있다면 좋겠지만, 안타깝게도 '누구에게나 해당되는 정답'은 존재하지 않습니다. 왜냐하면 곤란한 행동은 '병의 증상'이라기보다는 '주위 환경이나 상황에 따라 그 사람의 성격과 경험, 몸 상태, 기분 등이 영향을 주어 일어나는 것'이기 때문이지요.

어떤 행동이 어떤 식으로 나타날지는 사람마다 다릅니다. 또 동일 인물일지라도 그런 행동을 하는 이유나 계기는 그때그때 달라요. '건망증에는 이렇게 대응하면 된다'는 식의 단순한 이야기가 아니라는 뜻입니다(CHAPTER 3 참조).

    그러니 책이나 인터넷을 통해 얻은 일반적인 대응법이 모든 사람에게 '정답'이라 여기지는 마세요. 참고할 수는 있겠지만, 그것을 '정답'으로 여기고 대응하면 여러분도 치매 당사자도 괴로워집니다.

꼭 맞는 정답은 없다

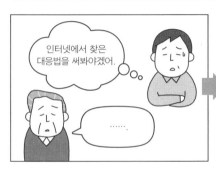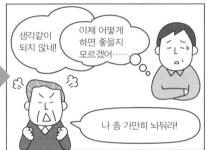

생활 속에 답이 있다

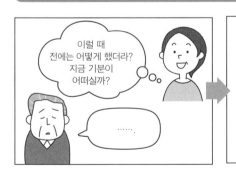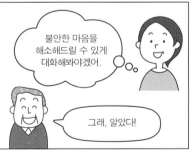

생활 속에서 배우자

'정답'을 찾기보다는 '해법'을 학습하는 것이 중요합니다.

곤란한 행동에 대한 대응은 다른 사람들의 방법을 따라 한다고 되는 것이 아니라, 그 사람과 함께 경험하며 조금씩 조절해가는 것입니다.

정답이라는 틀에 꿰맞추려고 하다 보면 거기서 벗어났을 때 대응이 어려워지고, 실패가 두려워 몸을 움직이지 못하게 됩니다. 치매 당사자의 입장에서 보면 틀에 꿰맞춰진다는 것은 자유의 박탈이고 제 마음이나 기분을 말하지 못하는 상황으로 이어지기도 해요.

그러니 당사자와 가족의 관계성, 생활 속에서 가족 나름의 좋은 방법 (해법)을 찾아내도록 합시다. 그 사람은 본디 어떤 성격이고, 어떤 생활 습관이 있었나요? 지금 어떤 기분이고, 무엇을 원하는 걸까요? 당사자에 대해 더 잘 아는 가족이기에 알아차릴 수 있고 학습할 수 있는 해법이 있을 거예요.

↓ SUMMARY

● 곤란한 행동에 대한 대응의 '정답'만을 추구하면 괴로울 뿐이다.
● 정답보다도 '해법'에 주목하는 것이 중요하다.

'곤란한 행동'으로 인해
당사자도 힘들어하고 있다는 걸 알자

곤란한 행동은 '도와 달라'는 신호다

치매로 인해 곤란한 행동을 하면 돌보는 가족은 당혹스러워하며 대응에 고심합니다. 그런데 사실 치매 당사자 역시 여러분과 똑같이 힘들어하고 있습니다.

곤란한 행동은 치매 당사자가 '주위에 도움을 요청하는 신호'이기도 해요. 인지 기능의 저하로 인해 적절한 말이나 행동으로 전달하지 못하고 그 신호가 곤란한 행동으로 나타나는 경우도 있습니다. 절대 가족을 힘들게 하려는 의도적인 행동이 아니에요.

그러니 곤란한 행동을 하면 우선 무엇 때문에 힘들어하는지, 왜 곤란해하는 것인지 이유를 찾아 보세요. 그 답은 당사자가 가장 잘 알고 있을 겁니다.

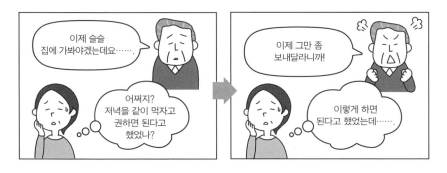

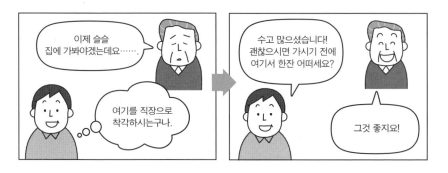

'부탁하는 마음'을 알아차리자

곤란한 행동의 밑바닥에 숨겨진, 치매 당사자의 '도움을 구하는 목소리'
나 '부탁하는 마음'을 알아차리려면 어째서 그런 일이 일어났는지 '배경'
을 생각하는 것이 중요합니다.

　가령 자기 집에 있으면서도 '집에 가야 한다'며 밖에 나가려고 한다고
해 봅시다. 이때 억지로 제지하지 않고, "저녁 같이 먹을까요?"하며 부

드럽게 대하는 것이 일반적인 적절한 대응법입니다. 다만 앞서 설명했듯이 이렇게 대응하여 성공할 때도 있고 그렇지 못할 때도 있어요. 그것이 정답이든 아니든 중요한 것은 '왜 집에 가야 한다고 말하는지'에 대한 배경을 생각하는 일입니다.

지금의 집을 '자기 집'이라고 인식하지 못해서 이제 슬슬 귀가해야겠다고 여기는 것일 수도 있고, 가족이 집안일로 부산스러운 상황 때문에 초조해진 탓일 수도 있습니다. 혹은 심리적인 안심이나 안정감을 찾아 태어나고 자란 집, 가족의 품으로 돌아가려는 마음(애착 행동)이 있는 것일지도 몰라요(CHAPTER 3 Case 3 참조).

곤란한 행동의 배경을 생각할 때는 어떤 상황에서 그런 행동이 나타났는지가 커다란 힌트가 됩니다. 처음에는 잘 와닿지 않을 수 있지만 배경을 더듬어보려는 마음으로 생활과 상황을 살펴보면, 점차 보일 거예요. 치매 당사자를 어떻게 대해야 할지 거기서부터 바꿔보면 됩니다.

↓ SUMMARY

- ● 곤란한 행동은 주위 사람들에게 '도와 달라'는 신호다.
- ● 곤란한 행동의 배경을 이해하는 것이 대응의 첫걸음이다.

치매 돌봄을 '나만의' 또는 '가족만의' 문제로 여기지 말자

가족이 돌봄을 모두 짊어지려 하지 말자

소중한 가족이 치매에 걸리면 가급적 내가 돌보고 싶다, 돌봐야 한다는 마음이 들면서도 생활의 변화나 갈등으로 인해 힘들어하기도 합니다. '다른 사람들을 힘들게 하고 싶지 않다'는 생각 때문에 가족 내에서 대응하려고 하다가 무리하는 경우도 생겨요.

치매는 인생의 일부이면서 동시에 '사회의 과제'이기도 합니다. 그러니 정부나 지자체에서는 '조기 지원'을 외치며 치매를 위한 여러 대응(치매 서포터, 치매 카페 등)을 하고 있어요. 요양 보험을 통해 돌봄 서비스를 받을 수 있는 것도 사회의 과제로 인식하고 있기 때문입니다.

그런데 이런 도움을 받지 못하는 사람도 있어요. 목소리를 내지 않는 것이 아니라, 목소리를 내기 힘들거나 누구에게 말해야 좋을지 모르는 것일 수도 있어요.

일단은 말을 걸고 대화해 보세요. 그것이 가장 중요한 일입니다.

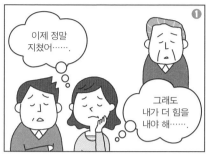

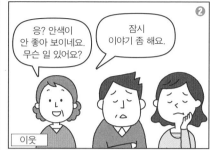

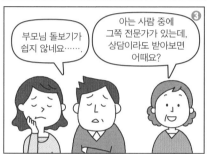

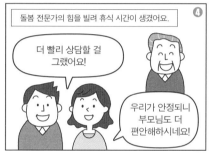

우선은 이야기해 보자

지역에는 의료 및 돌봄 전문직, 봉사자, 이웃 등 당신을 지원해줄 사람들이 가까이에 있습니다.

치매 돌봄으로 인해 힘든 점을 전용 상담 창구나 이웃에게 상의하고, 비슷한 처지에 있는 사람들과 연결되어 대화할 수 있는 곳에 가 보세요. 기꺼이 상담해줄 사람, 조언해줄 사람, 힘들 때 도와줄 사람을 찾을 수 있을 거예요. 이렇게 치매 당사자를 중심으로 연결된 인간관계(팀)가 구축되면 치매 돌봄이 조금씩 편해질 겁니다.

돌봄은 '나만이' 또는 '가족만이' 떠안을 수 있는 것이 아닙니다. 다른 사람에게 고민을 털어놓는 데에는 용기가 필요하지만, 용기를 낸 덕분에 전문가와 연결되고 안심할 수도 있어요. 이 책의 CHAPTER 4에서는 그 구체적인 방법을 알려드립니다.

그리고 무엇보다 나 자신을 포함한 가족의 건강도 중요합니다. 가족도 사회와 연결되어 필요한 지원을 받길 바랍니다.

치매 돌봄에는 지름길이 없지만, 멀리 돌아서 가는 길도 없습니다. 여러분은 돌보는 사람이면서 지원을 받는 입장이기도 해요. 힘든 상황을 이해해줄 사람이 눈에 잘 띄지 않을지도 모르지만 분명 여러분 가까이에 있을 거예요.

🌱 SUMMARY

- 🔵 치매는 '사회의 과제'이기도 하다.
- 🔵 지역 내 전문가나 지원자와 함께하자.

분노를 조절해
감정 다스리기

상대방에게 치매가 있다고 해도 억지스러운 언동을 보이면 화가 나는 것은 자연스러운 일입니다. 헌신적으로 돌봐도 상대방이 고마워하지 않으면 '왜 나만 이런 고생을 하지?', '어쩌면 저럴 수가 있지?'라는 마음도 들 거예요. 치매 돌봄에서는 상대방의 기분이나 마음에 맞추는 것이 중요하다 보니 내 마음을 억눌러야 하는 상황이 자주 발생합니다. 이런 화의 감정은 대응의 실패로 이어지지요. 쌓인 화를 끌어안고만 있는 것, 반사적으로 화가 폭발해 상대방에게 감정을 터뜨리는 것, 그리고 상대방뿐만 아니라 자신을 공격하는 것에 주의해야 합니다. 우리는 이런 감정을 조절할 수 있습니다. 이를 분노 조절이라고 해요.

우선 화의 감정에 사로잡혀 공격하지 않기 위해 마음을 가다듬을 시간을 만듭시다. 화가 최대치로 솟았다가 지속되는 시간은 6초라고 해요. 부정적인 감정이 끓어오르면 그 자리를 잠시 벗어나는 것도 좋아요. 천천히 심호흡하며 스스로를 되찾으세요. 또 혈압을 재는 등 언뜻 무관해 보이는 자신의 신체 변화를 느껴보는 것도 효과적입니다. 평소와는 다른 일에 집중하는 방법도 있어요. 가령 평소에 쓰던 손과 반대 손으로 젓가락질을 하는 것 등이지요. 화가 가라앉지 않을 때는 걷기나 요가 등을 통해 몸을 움직이면 효과적입니다.

화라는 감정을 자각하고 최적의 대응법을 찾는 것이 중요하며, 그것이 화를 조절하기 위한 첫걸음입니다.

CHAPTER 2

상대도 나도 편안해지는
치매 대하기

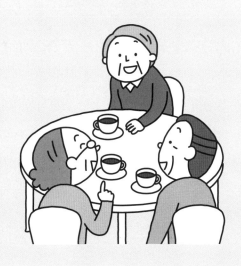

치매는
특별한 질환이 아니다

⌣

치매에 대한 부정적인 이미지는 어디서 온 것일까?

과거에는 치매에 걸리면 "아무것도 기억하지 못한다", "아예 딴사람이 된다"고들 말했어요. 그런 이미지는 여전히 뿌리 깊이 남아 있지 않나요?

치매에 관한 부정적인 보도를 자주 접한 것도 그런 이유 중 하나일 듯해요. 우리는 치매인 사람의 자동차 운전으로 인한 교통사고 뉴스, 가족들의 고령자 학대, 돌봄직 이탈 문제 등을 매일같이 접합니다.

당연히 텔레비전이나 신문 등의 미디어가 좋은 뉴스를 다룰 일은 적습니다. '치매인 사람이 혼자 외출해서 좋아하는 만두를 사서 귀가했다'라는 이야기는 뉴스거리가 되지 않습니다. 실제로는 이런 예가 훨씬 많은데도 보도되지 않고 이야기되지 않으니 세상 사람들의 눈에는 보이지 않아요.

그런 상황 속에서 치매의 부정적인 뉴스만을 접하면 '치매가 있는 사람은 위험하니 외출시켜선 안 돼', '치매가 있는 사람을 돌보는 일은 하

고 싶지 않아', '치매에 걸리는 일은 없어야 해'라는 인상이 사회 곳곳에,
그리고 우리 마음에 각인되어버립니다.

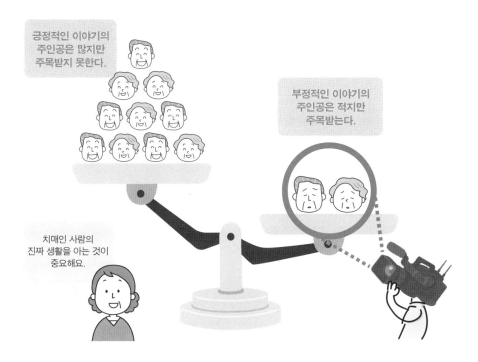

가족뿐만 아니라 본인도 치매를 숨기려 한다

치매의 부정적인 이미지가 만연한 사회에서는 가족의 치매를 감추고 싶
어 하는 마음도 이해가 됩니다.

이는 가족뿐만 아니라 본인에게도 해당돼요. 치매를 부정적으로 받아

들이면 병원에 가는 것을 주저하게 됩니다. 하지만 치매 진단이 늦으면 치료하거나 진행을 늦출 수 있는 가능성이 줄어들어요. 치매를 숨긴 결과가 정작 본인이나 가족에게 도움이 되기는커녕 손해만 된다니 참 씁쓸하지요.

치매에 걸린다고 그 사람이 다른 사람이 되는 건 아닙니다. 이제까지의 자아, 감정, 성격, 기호 등을 가진 한 사람의 인간이에요.

어느 날 갑자기 중증으로 바뀌는 것도 아니고, 치매로 진단받아도 증상이 심해지지 않고 평온하게 생활하는 분들이 아주 많습니다.

치매를 대할 때는 힘든 점만 생각하지 말고 좋은 부분도 찾아 보세요.

❖ SUMMARY

● 미디어에서 접하는 부정적인 내용은 치매의 일부일 뿐이다.
● 힘든 점만이 아닌 좋은 점을 찾아보자.

치매는
빨리 진단받는 편이 좋다

치매 진단 전에는 본인 혼자 고민한다

치매에 대해 부정적인 이미지가 있는 현대 사회. 그래서 치매에는 '공백
기간'이 발생합니다. 공백 기간이란 치매일지도 모른다고 걱정하면서도
인지 기능의 저하를 인정하고 싶지 않은 마음으로 병원에 가길 주저하
며 혼자서 고민하는 기간을 뜻합니다(진단 전의 공백 기간).

치매라고 진단받으면 '운전면허를 반납해야 한다', '회사를 그만두어
야 한다', '지역 및 가정 내에서 역할을 빼앗긴다' 등 상실하게 되는 것만
떠올리기 때문일지도 몰라요.

또한 치매는 갑자기 눈에 띄게 진행되는 것이 아니라서 살짝 양상을
지켜보는 사이에 자기도 모르게 시간이 지나 심각한 상황에 이르러서야
진단받는 경우도 자주 봅니다.

여러 가지 생각이 들고 고민하고 고통받는 공백 기간을 어떻게 보내
는 것이 좋을지 생각해 봅시다.

치매 조기 진단의 장점

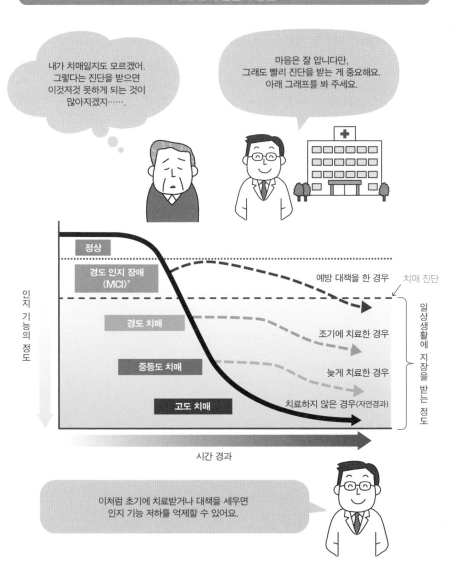

* 경도 인지 장애(MCI)의 경우, 1년 후에 치매로 진행되는 비율이 약 10%, 정상으로 돌아오는 경우가 14~44%라고 합니다.

빠른 진단이 치매의 진행을 늦추기 쉽다

우선 치매가 앞으로의 생활이나 장래의 모든 것을 빼앗아 가는 것은 아닙니다. 치매를 진단받았다고 해서 당장 아무것도 못하게 되는 것은 아니거든요. 치매는 개인차가 크다 보니 진행이 상당히 완만한 분도 많습니다.

치매는 (일부를 제외하고) 이전의 상태로 돌아가는 일은 없으며, 점차 증상이 진행됩니다. 하지만 진행 양상은 사람마다 다릅니다. 치매를 이해하고 대비하거나, 조기에 치료를 시작하면 아무것도 하지 않을 때보다 증상의 악화를 늦출 수 있어요.

즉, 진단 전의 공백 기간이 짧으면 그만큼 조기에 치료를 시작할 수 있고, 진행을 억제할 수 있는 가능성도 커집니다.

또한 치매에는 몇 가지 종류가 있습니다. 그 종류에 따라 앞으로 어떤 어려움이 발생하는지 경향을 알 수 있어 사전 준비도 가능합니다. 그러므로 치매를 상세히 살펴볼 수 있는 전문 병원에서 진단받으면 좋습니다.

중간에 경과를 봐서 진단이 바뀌기도 합니다. 꾸준히 진료받을 수 있는 믿을 만한 의사를 만나기 위해서라도 주저하지 말고 조기 검진을 고려해 보세요.

가족이 알아차리는 치매, 본인이 자각하는 치매

치매는 급격히 발생하고 진행되는 것이 아니라서 함께 생활하는 가족이 알아차리기 어렵습니다. 하지만 본인은 이미 '내가 치매일지도 모르겠다'며 걱정하고 있는 경우가 많아요. 즉, 가족이 알아차렸을 때는 당사자에게 이미 여러 생활상의 어려움이 있었으리라 생각하세요.

치매가 의심될 때 가족들에게 힘이 되는 곳 중 하나가 '치매 안심 센터 가족 카페'입니다. 치매 카페는 커피값 정도만 내면 누구라도 참여할 수 있는 곳으로, 케어 매니저 등의 전문가나 돌봄의 선배, 치매가 있는 사람들이 모입니다. 커피숍에 들르는 가벼운 기분으로 방문해 보세요. 그곳에서 치매를 잘 보는 병원이나 지원 체제 등에 관한 이야기를 들을 수 있을 거예요. 치매 카페가 어디에 있는지는 노인 복지 지원 센터나 구청 창구에 문의하면 됩니다.

그리고 치매인지 모른다며 걱정하는 당사자에게 직접적으로 "치매 아니에요?" 하고 지적하면 화를 내거나 부정할 수도 있습니다. "뭐 불편하거나 힘든 일 없어요?", "내가 도울 일이 있으면 말해줘요"라고 건네주세요. 누구보다 불안하고 힘든 사람은 당사자이니까요.

알아차리기 쉬운 치매의 신호	
1	중요한 약속을 까맣게 잊어버리는 때가 있다.
2	쇼핑을 할 때 문제를 겪거나 실수를 저지른다(같은 물건을 산다, 잔돈만 늘어난다, 필요한 물건을 사지 않는다).
3	사소한 일로 화를 낸다.
4	하고 싶은 말이 안 나와서 당황해하거나 짜증을 낸다.
5	자주 가는 익숙한 곳에서 길을 잃는다.
6	사람들의 얼굴을 잘 알아보지 못한다.
7	원래 가지고 있는 취미에 대한 흥미가 떨어진다.
8	외출에 겁을 내며 밖에 나가려 하지 않는다.
9	실체가 없는 것이 눈에 보인다고 말한다.
10	주위에 무관심해졌다.

치매 종류	특징적 증상
알츠하이머형 치매	• 기억 장애(건망증, 똑같은 질문, 도난 망상) • 판단력, 집중력, 계산 능력 등 뇌기능 저하(얼버무림, 일을 순서 있게 진행하지 못함) • 공간이나 장소에 대한 인지 저하(날짜를 모름, 길을 잃어버림)
레비소체형 치매	• 환각, 착시 • 수면 시의 이상 행동(큰소리 지르기, 난폭한 행동 등) • 운동 기능 장애(파킨슨 증상: 동작이 느려짐, 손발이 떨림 등) • 억울감
혈관성 치매	• 뇌졸중(뇌혈관 장애) 후에 발생 • 의욕 저하(무기력, 무표정, 무감정) • 동작이나 반응이 느려짐, 판단력 저하 • 감정 조절이 어려움
전두측두엽 치매	• 성격이나 행동의 변화 • 사회의 규칙을 무시한 행동이나 경범죄(본인은 죄의식 없음) • 같은 행동을 반복

※ 치료되는 치매: 다른 질병이나 약물로 인해 인지 기능이 저하되면서 치매처럼 보이는 경우가 있습니다. 이 경우에는 원인이 해결되면 치료가 가능합니다. 예를 들면 뇌에 물이 많이 차는 '특발성 정상압 수두증'이나 두부 손상으로 인한 '만성경막하혈종', '갑상선 기능 저하증' 등입니다. 그 외에도 섬망, 약물 부작용 등이 인지 기능의 저하를 초래하기도 합니다.

❧ SUMMARY

● 공백 기간은 '혼자서만 끙끙거리며 고민하는' 괴로운 기간이다.
● 치매에 대한 올바른 이해로 공백 기간을 줄일 수 있다.

진단 후의 '공백'을 없애
고독과 고립을 피하자

치매 진단 후에는 고립을 피하는 일이 중요하다

치매로 진단받은 후에도 생활상의 불편이나 고민을 어디의 누구에게 상의해야 할지 몰라서 본인이나 가족이 고립되기 쉬운 시기(진단 후의 공백 기간)가 있어요.

왜냐하면 치매를 계기로 사회와의 연결 고리가 약해지기 쉽기 때문입니다. 그것 자체가 치매의 진행을 재촉하게 되고, 치매 돌봄에 유용한 정보를 얻지 못하거나 본래 받을 수 있는 지원을 받지 못하게 될 우려가 있습니다. 아무에게도 상의하지 못하는 기간이 길어지면 가족이나 당사자에게 좋지 않아요.

치매는 천천히 진행되므로 하루하루 어떻게 돌볼지가 중요합니다. 치매인 당사자는 물론이고 돌보는 나의 건강, 생활, 인생도 매우 소중해요. 조기에 의료 및 돌봄 전문가와 힘을 합하면 생활은 더 좋아질 수 있습니다.

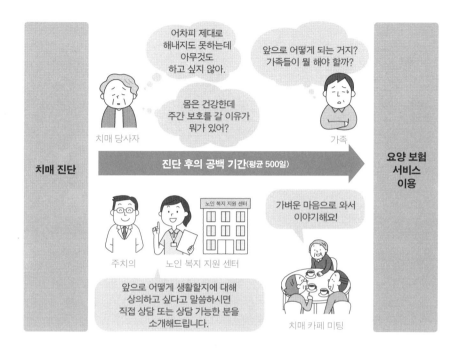

치매 진단 후 신속한 지원 단계

어차피 제대로 해내지도 못하는데 아무것도 하고 싶지 않아.

앞으로 어떻게 되는 거지? 가족들이 뭘 해야 할까?

몸은 건강한데 주간 보호를 갈 이유가 뭐가 있어?

치매 당사자

가족

치매 진단

진단 후의 공백 기간(평균 500일)

요양 보험 서비스 이용

주치의

노인 복지 지원 센터

노인 복지 지원 센터

가벼운 마음으로 와서 이야기해요!

앞으로 어떻게 생활할지에 대해 상의하고 싶다고 말씀하시면 직접 상담 또는 상담 가능한 분을 소개해드립니다.

치매 카페 미팅

사회에는 치매를 지원하는 활동이 많다

일본에서는 치매의 조기 발견과 진단 후의 지원을 중시하여 제도가 잘 정비되어 있습니다. 정책의 핵심은 치매가 있든 없든 안심하고 함께 살아갈 수 있는 공생사회를 만드는 것이에요.

진단 후에 그저 약만 먹어서는 진행을 예방하기에 충분하지 않습니다. 사회와의 교류, 생의 보람을 가지는 것이 진행을 늦추는 데 중요하다는 인식이 있으며, 이를 위한 활동들이 이루어지고 있습니다.

선배 가족이나 치매인 사람의 이야기를 들어보자

치매 초기에는 대부분의 일상생활을 스스로 해낼 수 있으므로 주간 보호 등의 요양 보험 서비스가 필요하지는 않습니다.

그럴 때는 치매 카페 등에서 치매 당사자나 돌보는 가족들을 만나 이야기를 나누길 권합니다.

또한 조금 일찍 돌봄 전문가를 찾아 돌봄 및 서비스 정보를 얻으세요. 전문가를 찾는 방법은 CHAPTER 4에서 상세히 설명하겠습니다.

치매는 본인과 가족을 고립시키지 않는 일이 중요합니다. 사회와의 연결 고리를 유지하도록 하세요.

✦ SUMMARY

> ● 진단 후의 공백 기간이 길면 고립되기 쉽다.
> ● 전문가 연결을 통해 정보와 지원을 얻어 보자.

본인과 치매에 대한
이야기를 하자

자신의 상태를 가장 잘 알고, 가장 두려워하는 사람은 자신이다

치매는 눈에 보이는 병이 아닙니다. 또한 갑자기 증상이 나타나는 것도 아니고 조금씩 인지 기능이 저하하다가 일정 지점에서 치매라는 진단을 받습니다. 그래서 본인도 '내가 예전과는 다르네, 뭔가 이상해'라고 느낍니다.

치매인 경우에는 가장 먼저 자신이 평소 하던 일에서 어려움이 생기기 때문에, 자신의 치매에 대해 가장 잘 아는 사람은 본인이에요. 그리고 가장 불안해하는 사람도 본인입니다.

그러니 치매 당사자와 마주하고 치매에 대해 제대로 대화해보길 권합니다.

불안한 마음을 배려한 대화의 중요성

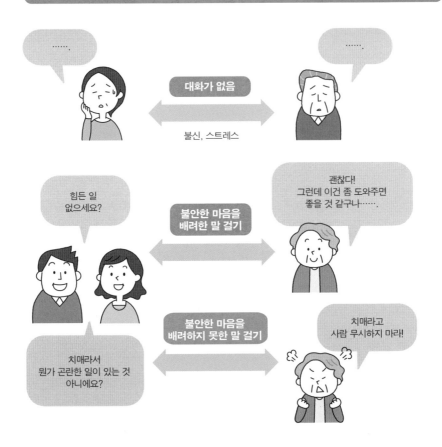

……

……

대화가 없음

불신, 스트레스

힘든 일
없으세요?

불안한 마음을
배려한 말 걸기

괜찮다!
그런데 이건 좀 도와주면
좋을 것 같구나…….

불안한 마음을
배려하지 못한 말 걸기

치매라서
뭔가 곤란한 일이 있는 것
아니에요?

치매라고
사람 무시하지 마라!

스스로 불안을 이해하고 이야기해주기를 기다리자

이야기를 나눌 때 '치매'라는 단어를 직접 언급할 필요는 없어요. "생활하면서 어려운 건 없어요?", "뭐 불안한 일은 없어요?", "걱정되는 건요?" 하고 대화를 시작하면 됩니다. 가장 가까운 가족이 자신의 불안한 마음을 이해해준다는 사실은 사람을 안심시킵니다. 안심하고 치매에 대한 이야기를 터놓을 수 있는 관계 형성이 중요해요. 그 마음이 전달되면 "사실은 말이야……" 하고 속마음을 이야기해줄 겁니다.

"불안한 일이 뭐가 있다고 그래!" 하고 고집을 부리는 경우도 있을 거예요. "그럼 뭔가 걱정거리가 있으면 언제든 이야기해요" 하고 지켜봐 주세요. 처음에는 아무 말이 없다가도 점차 조금씩 이야기해줄 테니까요.

자신의 앞으로의 삶을 걱정해주는 사람이 가장 가까운 곳에 있다는 느낌이 가장 중요합니다.

더러 "치매라고 말하지 마"라고 하는 사람도 있어요. 우선은 본인이 말하기 쉬운 분위기를 가족들이 만들어 주세요. 대화를 피하면 불신이나 스트레스가 생깁니다. 서로 알고 있으면서도 대화하지 않고 침묵이 이어지면 거리감이 생길 뿐입니다. 그리고 CHAPTER 3에서 설명하듯이 가족에 대한 불신은 장래에 '곤란한 행동'의 요인이 되기도 합니다. 치매라는 진단을 받아도 나답게 제 역할을 하며 살아가는 사람, 치매 진행이 상당히 완만한 사람은 아주 많아요. 그러니 치매를 부정하지 말고 함께 살아가기 위해 대화해보는 것이 중요합니다. 가족들 역시 고민과 불안을 공유할 사람이 있으면 힘든 상황 속에서도 앞으로 나아갈 수 있습니다.

🌿 SUMMARY

● 자신의 상태를 가장 잘 알고, 가장 두려워하는 사람은 바로 자신이다.
● 안심할 수 있는 환경에서 대화를 이끌어내자.

'하지 못하는 일'이 아니라 '할 수 있는 일'에 주목하자

치매인 사람이 '할 수 있는 일'에 주목하자

치매가 찾아오면 일상생활이나 사회생활을 영위하는 데에 사용할 수 있는 힘이 줄어들기 시작해요. 초기에는 쇼핑, 요리, 청소, 세탁, 교통 시설 이용, 복약, 금전 관리 등에서 지장이 생깁니다.

증상이 더 진행되면 자고 일어나는 것, 이동, 식사, 배변 활동, 목욕 등의 활동에서도 지장이 두드러져요.

대개 '못하는 일'이 눈에 더 잘 들어오다 보니 '뭘 못하게 되셨지?'라는 것만 생각하게 됩니다.

하지만 치매라고 해서 모든 걸 못하게 되는 건 아닙니다. 오히려 치매라고 진단받아도 실제로는 할 수 있는 일이 더 많아요. 부디 '할 수 있는 일'에 주목하세요.

'할 수 있는 일'에 주목

오늘은 이제
뭐 할까요?

그럼,
이것 좀 부탁해요!

인지 기능 유지

노력하기

삶의 보람과
역할이 있음

선순환

자기 효능감

'하지 못하는 일'에 주목

아무것도
하지 마세요.

제가 다 할게요.
(돌봄이 너무 힘들어!)

인지 기능 저하

무기력해짐

악순환

하지 않음

못하게 됨

완벽을 추구하지 말고, 당사자가 할 수 있는 일을 찾자

'못하는 일'만 바라보면 돌보는 사람은 도와야 한다는 생각으로 곁을 비우지 못합니다. 결국 돌보는 내가 고통스러워지는 길이지요.

또 지금은 할 수 있는 일마저 못하게 됩니다. 그러면 당사자는 자신감을 잃고, 가족들도 돌봄의 틀에서 벗어나지 못하고 지치는 악순환이 일어나지요.

그러니 치매 당사자가 할 수 있는 일에 주목하여 스스로 하게 하세요. "앞으로 뭐가 하고 싶어요?", "오늘은 뭐할까요?" 하고 말을 거는 것은 매우 중요한 일입니다.

그런 다음 '무엇이 힘들어졌는지', '어떤 일들로 불편이 있는지'를 직접 들어 보세요.

처음에 '앞으로의 일'에 대해 물은 다음, '그걸 하기 위해 어떻게 할지'를 함께 생각하게 하는 것이 중요해요. 조금만 도와주면 할 수 있는 일은 너무나도 많습니다. 돌봄이란 가령 '친구들을 만나고 싶다'라는 이야기를 듣고 어떻게 실현시킬지 생각해서 만나게 하는 일입니다. 처음에는 '별일 없다'라고 할지 모르지만, 반복적으로 다가가 물어본다면 분명 변화가 있을 겁니다.

본인의 역할과 삶의 보람을 찾자

아직은 치매를 진단받으면 잃게 될 것, 포기해야 하는 것이 많은 세상입니다. 제약과 제한만 있다면 사람은 기력을 잃게 될 거예요.

잃어버리게 되는 일이 많기 때문에 더더욱 작은 일이라도 '스스로 해

내는' 체험은 커다란 자기 효능감을 가져옵니다.

자기 효능감은 의욕을 끌어내지요. 할 수 있는 일을 '역할'과 '삶의 보람'으로 지속해나간다면 긍정적이고 진취적으로 생활할 수 있습니다. 돌보는 가족 역시 편해집니다.

우선은 '할 수 있는 일'을 찾아 보세요. 당사자의 마음을 가장 잘 아는 건 그 누구도 아닌, 가족일 테니까요.

🌱 SUMMARY

● 치매 본인이 할 수 있는 일을 찾자.
● 치매 본인이 긍정적이고 진취적인 마음을 갖게 하자.

본인이 어떤 인생을
살고 싶은지 생각하기

치매가 생기면 외출이나 사람과의 교류가 줄어든다

치매 당사자와 가족을 대상으로 실시한 설문 조사에 따르면, 치매 진단 이후에 외출이나 인적 교류, 사회 활동에 대한 참여가 줄어들었다고 해요. 그전까지는 아무렇지 않게 하던 일들을 못하게 되거나, 하고 싶은데도 포기한 것일지도 모릅니다. 가족 역시 치매니 위험하다며 행동을 제한하거나, 외출하거나 사람을 만나지 못해도 어쩔 수 없다고 여기는지도 모르겠네요.

하지만 주위에서 조금만 도와주면 포기하지 않아도 됩니다. 버스나 전철의 행선지를 모를 때는 주변 사람에게 물어보면 되고, 쇼핑 목록을 메모하여 매장 직원이나 주위 사람들의 도움을 받으면 충분히 쇼핑을 하거나 장을 볼 수도 있습니다. 집 주소를 메모해서 들고 다니면 길을 잃었을 때도 누군가에게 물어볼 수 있어요.

주위의 도움이 있으면 가능한 일이 많다

치매 당사자에게 물었습니다.
'치매가 생긴 이후로 잃어버린 기회가 있나요?'

※ 2014년도 일본 후생노동성 노인보건건강증진사업에서 치매인 사람에게 친화적인
마을 만들기 추진에 관한 조사연구사업보고서 일부 발췌

발권기나 자동 개찰 등
기계 조작이 어렵다.
(49.7%)

역내 또는
버스 정류장에서
길을 잘 못찾는다.
(50.7%)

ATM 조작이
어렵다.
(43.5%)

전화나 메일
사용이 어렵다.
(43.5%)

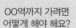

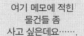

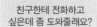

67.8%
지하철이나 버스 이용이
줄었다.

60.1%
외식을 할 기회가
줄었다.

67.8%
쇼핑을 할 기회가
줄었다.

69.2%
친구나 지인을 만날
기회가 줄었다.

○○역까지 가려면
어떻게 해야 해요?

이 가게에 가고 싶은데,
길 좀 알려줄래요?

여기 메모에 적힌
물건들 좀
사고 싶은데요…….

친구한테 전화하고
싶은데 좀 도와줄래요?

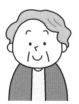

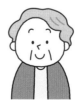

외출과 사회생활을 포기해버리면 사람과의 교류는 줄어듭니다. 그러면 치매는 더 빠르게 진행될 가능성이 큽니다.

치매 당사자의 '자기 결정'을 소중히 여기고 응원해 주세요.

치매 이후의 인생과 삶의 방식 생각하기

치매라는 진단 때문에 인생을 포기할 것이 아니라, 앞으로의 인생과 삶의 방식에 대해 가족이나 믿을 만한 사람과 함께 생각해보는 것이 중요해요. 치매라도 의사를 표명하고 형성하고 중요한 결정을 할 수 있습니다. 이를 위한 다양한 방법에 대해서는 CHAPTER 4에서 상세히 설명하겠습니다.

⚘ SUMMARY

- 외출이나 사회생활을 포기하지 않도록 가능한 것들을 찾아보자.
- 치매 이후의 인생과 삶의 방식을 생각하자.

돌봄 스트레스에는
'유연한 사고방식'으로 대처하자

돌보는 사람이 느끼는 복잡한 감정에 대한 대처법

하루하루 돌봄 속에서 중요한 것은 무엇보다 내 몸과 마음을 소중히 여기고, 내가 생활하기 쉬운 환경을 마련하는 일입니다.

치매인 가족을 돌보면서 '내가 얼마나 힘든지 아무도 몰라. 나만 알지'라고 생각할 때가 있습니다. 때로는 격한 분노의 감정을 느끼거나, '이보다 더 악화되는 일은 없을지 몰라' 하는 일말의 희망을 갖기도 할 거예요.

누구나 이런 감정을 느낍니다. 하지만 나의 이런 마음을 누군가에게 말해도 제대로 전달되지 않거나, 후련하지 않다고 느낄 수도 있어요.

그래서 더더욱 나만의 시간과 마음을 의지할 수 있는 곳을 갖고, 내 복잡한 감정을 정리하는 기회를 얻으라고 권합니다. 그러다 보면 점차 자신의 감정을 있는 그대로 받아들일 수 있게 됩니다.

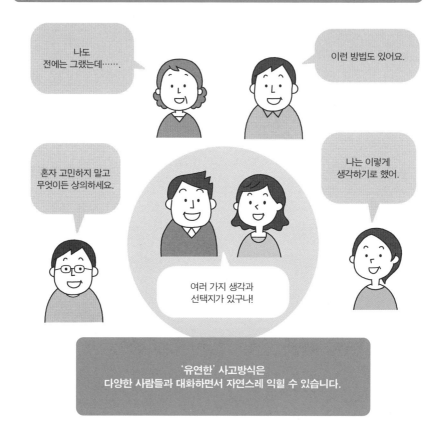

돌봄 스트레스를 이기는 힘은 '유연함'이다

돌봄 스트레스나 돌봄 부담이라는 말이 있지요. 열심히 해도 생각만큼 잘되지 않거나 부조리한 상황에 좌절할 것 같고, 괴로움·불안·그만두고 싶은 마음도 느낄 때가 있을 테지요.

장기간에 걸친 돌봄 스트레스를 이겨내고 역경 속에서도 앞으로 나아

가려면 '유연한' 힘이 필요합니다. 유연함이란 매사를 '좋고 나쁨', '가능과 불가능'이라는 이분법적인 시선으로 바라보지 않고 다양한 선택지를 갖고 A, B, C 모두 가능하다고 여기는 유연한 사고방식을 말합니다.

가령 돌봄에는 자신의 시간을 빼앗기는데, 새로운 발견이나 만남을 얻는 기회도 됩니다. 많은 선택지가 있으니 기분을 전환하거나 다른 수단을 선택하는 일도 가능해져요. 정답을 하나로 정해두지 말고 유연하게 받아들이세요. 유연함이 있다면 돌봄을 혼자만 끌어안지 않고 적절히 사람들과 나누고, 제3의 방법을 찾을 수도 있습니다.

유연함을 위해서는 친구를 늘려라

내 기분을 이해해줄 사람은 많습니다. 가장 가깝게는 같은 경험을 하고 있는 가족들이 있고, 치매 카페에서 만난 돌봄 전문가도 있지요. 그들의 경험을 통해 얻은 지식은 '유연한' 돌봄을 위한 든든한 힘이 됩니다.

같은 고민을 공유하는 친구들의 생각과 말이 돌봄 생활에 도움이 되어 줄 거예요.

⬖ SUMMARY

- 힘든 돌봄을 견디는 힘은 바로 '유연함'이다.
- 정답을 하나로 정해두지 말고 여러 선택지를 갖는 것이 중요하다.

돌봄을
혼자만 끌어안지 말자

⌣

요양 보험 서비스로 생활과 마음을 보살펴라

돌봄을 지속하려면 휴식 시간이 필요합니다. 운동이나 외출, 취미, 친구
들과의 수다처럼 내가 기분을 전환할 수 있는 방법으로 즐거운 시간을
보내세요. 요양 보험 서비스를 활용해 내 시간을 만들 수 있습니다.

  또한 재택 돌봄은 생활의 일부이므로 주거 환경도 돌봄이 편하도록
정비하는 것이 중요합니다. 침실과 거실의 재배치, 화장실 교체 등 익숙
한 환경을 바꿔야 할 때도 있어요. 이것 역시 장기간에 걸친 돌봄이 수월
할 수 있도록 내 마음을 정비하는 과정이라고 생각하세요. 그런 리폼을
진행할 때는 일부 요양 보험을 이용할 수 있습니다.

돌봄의 주인공은 '치매 당사자', 가족은 '대변자'

돌봄 서비스를 어떻게 사용할 것인지는 당사자가 결정할 수 있습니다.
돌봄을 포함한 생활을 정비하고 내가 할 수 있는 일, 할 수 없는 일을 나

누어 보세요. 그런 다음 어떤 서비스를 사용할지 검토하면 됩니다.

　요양 보험 제도는 복잡해서 이용할 때 모두 전문가에게 맡겨버리는 경우도 있습니다. 하지만 전문가가 당사자나 가족의 희망 사항이라든지 가치관에 대해 충분히 알기는 어렵습니다. 돌봄의 주인공은 당사자며, 그 목소리를 대변할 수 있는 것은 가족인 나예요.

　치매인 사람은 양질의 돌봄을 받을 권리가 있습니다. 그리고 가족에게 는 이를 실현하기 위한 지원을 받을 권리가 있습니다.

　어떤 지원을 받으면 당사자도 가족도 조금 더 편해질지 희망 사항을 전 문가에게 전달하세요. 그러면 전문가도 더 좋은 지원을 제안할 겁니다.

치매 돌봄에 사용할 수 있는 공적 지원

보건복지부 공식 홈페이지에 들어가서
홈 〉 정책 〉 노인 〉 노인정책 탭을 클릭하시면
노인맞춤돌봄 서비스를 확인할 수 있습니다.
서비스 대상과 신청 방법, 제공 서비스 내용을 살펴보세요.
www.mohw.go.kr

SUMMARY

- **휴식을 위해 요양 보험 서비스를 이용하자.**
- **돌봄의 '주인공'인 '치매 당사자' 목소리를 대변하는 것이 가족의 역할이다.**

치매인 사람과의
신뢰 관계를 구축하자

치매 당사자의 자존심을 손상시키지 말자

'다른 사람에게 기대고 싶지 않다'는 자존심에 상처를 주지 않는 커뮤니케이션이 중요합니다.

본인은 '내가 예전과는 다르다', '뭐든 마음처럼 하기가 쉽지 않다'라는 마음에 초조함과 짜증을 느낍니다. 그런 상황에서 다른 사람이 지적하면 화를 내거나 자신이 잘 못하는 부분을 감추려고 하게 되지요. 이전처럼 하지 못하는 일을 스스로 하려고 하다가는 실수하게 됩니다.

"혹시 도움이 필요하면 언제든지 이야기하세요"라고 해둡시다. 그래도 스스로 하려다가 실수를 반복할지 모르지만, 지원하겠다는 자세를 꾸준히 보여주면 서서히 신뢰 관계가 싹틀 겁니다.

자존심에 상처를 주지 않으려면

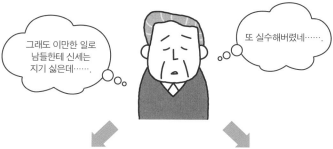

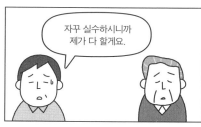

같은 실수를 반복하게 될 경우

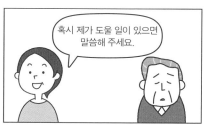

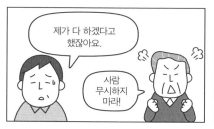

관계 악화

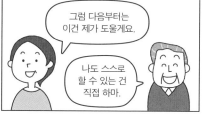

신뢰 관계 구축

당사자의 행동에는 반드시 이유가 있다

주간 보호 센터에서 화장실에 가지 않으려는 치매 여성이 있었습니다. 기저귀 착용도 검토해보았지만 이야기를 자세히 들어보니 '남성이 이용한 후의 화장실 위생 상태'에 대한 걱정이 있었다고 해요. 그래서 제균 시트로 변기 닦는 모습을 보여주었더니 화장실 이용을 꺼리지 않게 되었다고 합니다.

이처럼 치매 당사자의 행동에는 반드시 이유가 있어요. 여러 가지 이유가 자리하고 있다는 걸 이해하고 커뮤니케이션 해 보세요.

하지만 이유를 해결한 후에도 같은 일이 벌어질 때도 있습니다. 그럴 때는 흘려듣는다는 자기 규칙을 정하는 것도 한 가지 방법입니다.

SUMMARY

- 당사자의 자존심을 손상시키지 않는 대응을 하자.
- 당사자의 행동에는 반드시 이유가 있다.

자기만의 규칙을 만들어
부담을 줄이자

치매 당사자, 가족에게도 저마다의 '자기 규칙'이 있다

사람은 제각기 나름의 생활 규칙이 있습니다. '중요한 물건은 어디에 넣어둔다', '식사를 할 때는 좋아하는 반찬부터 먹는다' 등의 세세한 행동 양식 말입니다.

치매인 당사자도 기존의 생활에서 쌓아온 '자기 규칙'이 있습니다. 가족은 그 규칙을 고려해서 돌보고 있습니다.

하지만 그렇게 당사자만의 규칙에 휘둘리면 가족이 지쳐버릴 수 있어요. 돌보는 가족도 제각기 자기 규칙이 있는 것이 당연합니다. 서로 자기 규칙을 존중하면서 부담이 되지 않는 행동 양식을 찾아낸다면 돌봄이 조금은 수월해집니다.

돌봄에 도움이 되는 '자기 규칙'의 예

치매 돌봄 선배들에게 묻다!

매일 일기에 기분을 적으면서 스트레스를 풀었어요.

'너무 애쓰지 않아도 돼', '무리하지 말자',
'혼자 짐을 지지 않아도 된다', '릴렉스하고 여유를 갖자'
하고 늘 마음속으로 생각했어요.

내 말을 들어줄 다른 가족 구성원에게
괴로운 마음을 털어놓았어요.

당사자가 혼란스러워하며 어쩔 줄 몰라 할 때는
제 방에 들어와 문을 닫고 진정될 때까지 기다렸어요.

좋은 돌봄 서비스를 찾거나
치매에 대해 적극적으로 공부했어요.

협력하지 않는 친척들에게는
일체 기대하는 마음을 접었어요.

너무 피곤할 때는 집안일을 하지 않고
산책이나 낮잠을 잤어요.

힘이 들 때는 밖에 나가서 크게 소리를 질렀어요
(민폐가 안 되는 곳에서).

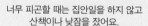

너무 힘이 들 때는 마음껏 울었어요.

'이러면 더 이상 돌보기 힘들다'라고 직접 말했어요.

당사자와의 관계를 유지하기 위한 자기 규칙

예를 들면 치매인 사람이 같은 일을 몇 번씩 물어온다면 '세 번까지는' 제대로 대응하고, 이후의 똑같은 질문에 대해서는 조금 거리를 두는 식의 규칙은 어떤가요? 일일이 같은 대답을 되풀이하지 말고 메모를 해주거나 "잠시 기다려 주세요" 하고 시간을 두는 등 대응을 살짝만 바꿔도 부담이 줄어들 거예요.

그 밖에도 순간적으로 짜증이 날 때는 혼자만의 시간을 갖거나 산책, 드라이브 등으로 마음을 진정시키는 규칙을 정해둬도 좋겠지요. 그런 규칙은 내 멋대로 하기 위함이 아니라 상대와의 관계 유지를 위한 '유연한' 대응입니다. 그렇게 생각하면 크게 죄책감을 느낄 일도 아니지요. 치매인 가족을 오래 돌본 가족은 자기 규칙을 갖고 대응합니다.

SUMMARY

- 서로의 규칙을 이해하고 부담을 줄이자.
- 관계 유지를 위한 자기 규칙을 만들자.

질병 예방과 치료를 통해
돌봄이 편해진다

입원하면 인지 기능이 저하되기 쉬워

고령자는 당뇨병이나 고혈압, 골다공증 등의 질환을 복합적으로 가진 경우가 대부분입니다. 이러한 질환이 악화되거나 발작을 일으키면 경우에 따라서는 입원이 필요해요.

그런데 입원 중에는 신체 활동량이 줄어들게 되고, 자극도 적어져 인지 기능이 떨어지기 쉽습니다. 그래서 입원한 원인인 질환은 좋아져도 퇴원하고 나서 치매가 진행되는 경우가 종종 있습니다. 이를 방지하기 위해서라도 가급적 입원을 하지 않도록 평소의 대응이나 치료가 중요합니다.

치료를 통해 치매 돌봄이 수월해진다

치매가 있으면 신체의 이상 증상을 제대로 전달하기 어려운 경우도 있습니다.

또한 나이가 들면서 시각, 청각이 둔해지면 뇌로 가는 자극이 적어지고 인지 기능이 저하되기 쉽다고들 합니다.

특히 치매인 사람은 불쾌한 증상이나 감각 쇠퇴 등이 곤란한 행동의 원인이 되기도 해요.

하지만 현재는 의학이 진보했기 때문에 치료하면 증상이 억제되고 쾌적하게 생활할 수 있는 분들이 늘어나고 있습니다.

질환의 치료를 통해 돌봄이 수월해지기도 합니다. 예를 들어 빈뇨 증상을 치료한 결과로 야간에 잠 깨는 일이 줄어드는 것처럼요.

부디 가벼운 마음으로 의사와 치과 의사, 간호사와 돌봄 전문가에게 불편한 증상에 대해 상의하세요.

치매 돌봄을 위한 치료 및 예방이 필요한 질환의 예

	주요 질환	대책
입원을 예방하기 위한 평소 예방 및 치료	골절	나이가 들면 뼈가 약해져 골절이 생기기 쉽습니다. 전도 예방 및 골다공증 치료도 하세요. 월 1회 또는 연 1회 주사를 맞는 약제가 있습니다.
	심부전	심부전이 있으면 입원을 반복하기 쉬워요. 복약은 물론이고 매일 체중과 혈압 측정 등을 통해 증상이 악화될 조짐을 파악하고, 조기에 진료받아 입원을 방지할 수 있습니다.
	생활 습관병 (성인병)	당뇨병이나 고혈압 등의 생활 습관병도 계속 치료하세요. 뇌졸중이나 심근경색으로 인한 입원을 예방할 수 있습니다.
	감염증	고령자는 감염증이 생기면 증상이 악화되어 입원하는 경우가 적지 않습니다. 코로나, 독감, 폐렴구균 등의 백신을 접종하세요.

치매 돌봄을 수월하게 하기 위한 치료	전립선 비대증	남성은 거의 대개가 나이를 먹으면서 전립선이 비대해지고 빈뇨나 잔뇨감 등의 증상을 경험합니다. 이는 비대해진 전립선을 약이나 수술로 작게 만들면 해결됩니다. 치료를 통해 야간에 깨는 횟수가 줄어들 수 있습니다.
	변비	변비에 걸리면 복부 팽만감 등 불쾌한 증상이 생깁니다. 과거의 설사약은 복통을 일으키기도 했지만, 요즘은 자연스레 배변을 촉진하는 새로운 약이 등장했습니다.
	수면 장애	치매인 사람의 밤낮이 바뀌면 돌보는 사람이 밤에 잠을 자지 못합니다. 수면제에 대해 부정적인 생각을 가진 사람도 있지만, 더 안전하고 자연스러운 수면을 유도하는 새로운 약도 있습니다,
신체 쇠약에 따른 곤란을 예방	백내장	눈의 렌즈(수정체)가 탁해져 시야가 뿌옇게 보이는 질환으로, 거의 대개가 경험합니다. 하얀 밥공기에 담긴 떡이 보이지 않는 등의 불편이 생기고, 인지 기능을 저하시키는 원인이 되기도 합니다. 백내장은 수술 후 당일 귀가가 가능합니다.
	발 관리	정기적으로 발을 점검하세요. 특히 당뇨병이 있는 사람은 자기도 모르는 사이, 발에 궤양이 생기기도 합니다. 심한 무좀이나 티눈 등으로 인해 걸을 때마다 통증을 느끼기도 합니다.
	구강 관리	구강 내 조직, 연하(삼킴) 기능도 나이가 들면 쇠약해집니다. 젊었을 때 만든 보철이 잘 맞지 않아 씹기가 힘들거나 틈새에 음식물 찌꺼기가 끼어 오염되기도 하지요. 입속이 청결하지 않으면 폐렴을 일으킬 수 있습니다. 또한 치주 질환이 있으면 혈액을 통해 세균이 침투해 큰 병에 걸리기도 하니 주의하세요.

이러한 질환으로 인한 불쾌한 증상이 곤란한 행동의 계기가 될 수 있습니다.

✿ SUMMARY

- **입원은 인지 기능 저하를 초래하기 쉽다.**
- **치매이기 때문에 다른 질환의 치료가 더욱 중요하다.**

치매와
자동차 운전

현재 일본의 도로교통법에서는 치매 진단을 받으면 면허 취소 또는 정지가 되어 면허를 반납하게 되어 있습니다. 계속 자동차 운전을 해온 사람 중에는 면허 반납에 거부감을 느끼는 분들도 있습니다. 한편으로 가족의 입장에서는 사고를 일으킬 위험 때문에 걱정이 많지요.

그렇지만 운전을 못 하도록 '차가 고장이 나서 수리 중'이라고 전하거나, 열쇠를 숨기고, 당장 차를 팔아버리면 이를 계기로 관계가 악화될 수도 있습니다. 또한 속이거나 착각하도록 만들면 나중에 스스로 후회만 남습니다. 우선은 진지하게 "사고가 생기면 안 되니까, 소중한 가족을 잃고 싶지 않으니 이제 운전은 그만하시는 게 좋겠어요" 하고 마음을 담아 이야기해 보세요.

그래도 수긍하지 못하면 의사에게 직접 이유를 설명해 달라고 부탁하는 사람도 있어요. 운전면허센터에 가서 사전에 사정을 설명했더니, '면허반납증명서'를 발급받을 때 담당자가 "지금까지 감사했습니다. 이제 졸업하시네요" 하고 말해주었는데 이를 계기로 긍정적인 태도를 갖게 된 분도 있습니다. 어쨌거나 단계적으로 '자기 의사'에 따라 반납했을 때 납득할 수 있게 됩니다.

또한 경도 인지 장애(MCI) 등의 치매로 진단받기 전이라면 비 오는 날, 저녁, 야간에는 운전하지 않기, 고속도로에서 운전하지 않기 등으로 서서히 운전 빈도를 줄여간다면 거부감 없이 반납이 가능한 경우가 많다고 하네요.

CHAPTER 3

자신에게 맞는 최적의 방법을 찾는
'시나리오별' 대응 포인트

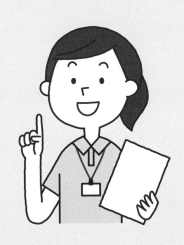

곤란한 행동의
계기가 되는 3요소

치매 때문에 가장 힘이 든 사람은 본인이다

치매인 사람은 같은 일을 몇 번씩 되묻거나, 지갑을 도둑맞았다며 소란을 피우는 등 가족이 놀랄 만한 행동을 하는 경우가 있습니다. 하지만 이는 가족을 힘들게 하려는 것이 아니며, 본인이 가장 힘이 듭니다 (CHAPTER 1 참조).

치매가 있으면 생각대로 행동하지 못하고 실수를 하는 경우가 많아집니다. 본인은 '내가 왜 이러지?' 하고 이상하게 느끼고, '내가 이런 것도 못한단 말이야?' 하고 스스로를 책망합니다. 변화를 자각하고 있기 때문에 어떻게든 스스로 대처하려다가 실수를 반복하는 것입니다.

우선은 치매 당사자에게 이런 마음이 있다는 걸 알아주세요. 그리고 CHAPTER 2에서 말했듯이 곤란해하는 일을 본인이 털어놓을 수 있게 신뢰 관계를 구축하고, 곤란한 행동이 되는 마음을 읽어주는 것이 해결로 가는 첫걸음입니다.

곤란한 행동의 세 가지 계기

곤란한 행동을 일으키는 계기는 크게 '치매의 핵심 증상', '본인을 둘러싼 환경', '본인의 감정', 이 세 가지로 정리할 수 있습니다.

핵심 증상이란 치매에 걸린 사람이라면 누구에게나 나타나는 증상(기억 장애나 시간 공간·지남력 장애 등)을 말합니다. 이 핵심 증상으로 인해 생각대로 행동하지 못하고 실수를 하기가 쉬워집니다.

또한 신체적 어려움, 자극적인 소리나 빛, 주위 사람과의 관계, 약물 부작용, 기존의 생활 습관 문제 등의 환경 요인도 곤란한 행동에 영향을 줍니다.

본인의 감정 역시 곤란한 행동에 큰 영향을 줍니다. 원래부터 본인이 실수가 잦았고 자책하는 마음이 컸다면, 핵심 증상이나 환경 요인이 더해져 불쾌함과 불안, 고독감 등을 더 잘 느끼게 될 수 있어요.

곤란한 행동은 표면적으로는 주위 사람을 힘들게 하는 행동으로 보일지도 몰라요. 하지만 사실은 치매의 핵심 증상과 주위 환경, 그리고 본인의 감정이 맞물려서 그런 행동을 할 수밖에 없는 상태로 몰린 탓에 벌이는, 본인 역시 곤란을 느끼는 행동입니다. 이러한 상태를 이해하고 본인의 감정을 배려해 대응하거나 주위 환경을 개선하여 곤란한 행동을 줄일 수 있을 것입니다.

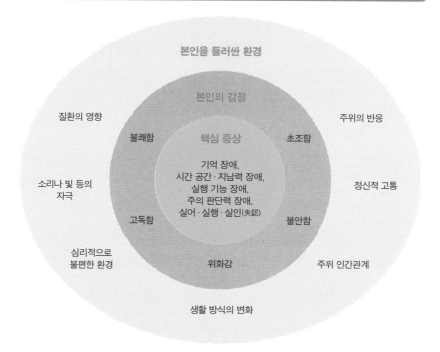

곤란한 행동*의 계기가 되는 세 가지 요소

본인을 둘러싼 환경

본인의 감정

질환의 영향

불쾌함
핵심 증상
초조함

주위의 반응

기억 장애,
시간 공간·지남력 장애,
실행 기능 장애,
주의 판단력 장애,
실어·실행·실인(失認)

소리나 빛 등의
자극

정신적 고통

고독함
불안함

심리적으로
불편한 환경
위화감
주위 인간관계

생활 방식의 변화

* '곤란한 행동'에 대해 의료·돌봄 종사자들은 '치매의 행동·심리 증상(BPSD)'이라고 부릅니다. 이 책에서는 굳이 BPSD라는 용어를 쓰지 않았어요. BPSD라고 총칭하면 오히려 하나하나의 배경을 보기 어려울 것 같아서입니다. '곤란한 행동'은 치매를 가진 당사자가 힘들어하는 행동이며, 가족도 당사자도 서로 힘이 드니 각각의 마음을 고려한 본질적인 대응이 가능했으면 하는 마음을 담아 '곤란한 행동'이라고 표현했습니다.

치매의 핵심 증상

치매의 주된 핵심 증상으로는 다음의 내용이 잘 알려져 있습니다.

가령 치매가 있으면 많은 경우에 기억 장애가 발생합니다. 방금 전의 일을 기억하지 못하니 중요한 약속을 잊어버리거나, 몇 번씩 같은 질문을 하게 되지요. 하지만 젊은 시절의 기억은 남아 있거나, 예전부터 반복적으로 해온 일은 기억하고 있습니다. 또한 기억 장애가 있어도 기쁨, 즐거움 등의 감정을 느낀 경험은 비교적 잘 잊어버리지 않습니다. 마찬가지로 슬픔, 괴로움, 혐오 등의 감정을 느낀 경우에도 기억이 남기 쉬우므로, 좋지 않은 감정을 환기시키는 대응을 반복하면 인간관계가 삐걱거리게 됩니다.

치매의 핵심 증상

핵심 증상	발생하기 쉬운 일	할 수 있는 일
기억 장애	• 같은 질문의 반복 • 방금 일어난 일이나 중요한 약속을 까맣게 잊어버림 • 같은 물건을 여러 번 사 옴	• 옛날부터 반복적으로 해온 일 • 기쁨 등의 감정을 느끼면 기억하기 쉬움
시간 공간·지남력 장애	• 날짜, 시간, 계절을 모름 • 외출 후 귀가하지 못함 • 화장실이 어디 있는지 모름 • 잘 아는 사람의 얼굴을 알아보지 못함	• 사람의 표정을 읽어내는 일 • 문자나 삽화, 말을 통해 장소와 상황을 이해하기 • 상황이나 문맥을 통해 판단하기
실행 기능 장애	• 기존에 쓰던 가전제품을 잘 사용하지 못함 • 외출 계획을 세우지 못함 • 마음먹은 일을 단계적으로 실행하지 못함	• 하나하나 세분화된 행동은 가능 • 다음에 무엇을 하면 될지 조언이나 지시가 있으면 수행 가능
주의 판단력 장애	• 소리 등이 거슬려서 집중하지 못함 • 가만히 있기가 어려움 • 여러 가지 일을 동시에 하지 못함	• 조용한 환경에서는 집중 가능 • 마음이 편한 환경에서는 차분해짐 • 하나하나 세분화된 행동은 가능
실어·실행·실인(失認)	• 말이 안 나옴, 대화가 이어지지 않음 • 행동이 매끄럽지 못함 • 생활에서 사용하는 물건을 인식하지 못함 • 옷을 혼자 갈아입지 못함	• 다른 말을 사용하거나 제스처, 단서가 있으면 이해함 • 도와주면 할 수 있음

치매의 종류와 곤란한 행동

치매에는 알츠하이머형 치매나 레비소체형 치매 등 몇 가지 종류가 있습니다. 각각의 원인과 장애를 일으키는 뇌 부분이 다르므로, 치매의 종류별로 일어나기 쉬운 곤란한 행동이 알려져 있어요(아래 표 참조).

가령 알츠하이머형 치매는 초기부터 핵심 증상으로 기억 장애(건망증)나 시간 공간·지남력 장애(날짜나 장소를 모름)가 나타나기 쉽습니다. 그래서 오늘 일정을 몇 번씩 묻거나 자신이 넣어둔 장소를 잊어버리고 '지갑을 도둑맞았다'라고 하는 경우도 생기는 것입니다.

반면에 레비소체형 치매는 환각이나 착시가 발생하여 귀신이 보인다는 식으로 실재하지 않는 것을 보고는 두려워하는 경우가 자주 나타납니다.

치매의 종류	
치매 종류	발생하기 쉬운 곤란한 행동
알츠하이머형 치매	• 같은 질문이나 이야기를 반복 • 외출해서 길을 헤맴 • 중요한 물건을 넣어둔 곳을 잊어버리고 도둑맞았다고 호소 • 집에 있으면서 '집에 가고 싶다'라고 말함 • 집 안을 이리저리 배회 • 밤낮이 뒤바뀜 등
레비소체형 치매	• 보일 리가 없는 것이 보인다고 함, 착각 • 수면 중에 큰 소리를 내거나 손발을 심하게 움직임, 돌아다님 • 동작이 느려짐, 손발이 떨림, 잘 넘어짐 등
혈관성 치매	• 의욕 저하, 무기력, 무표정, 무감정, 우울 상태 • 동작이나 반응이 느려짐 • 직장 업무나 집안일의 순서를 모름 등
전두측두엽 치매	• 난폭한 언동, 자기 멋대로 행동하면서도 죄의식이 없음 • 대화가 안 됨 • 같은 행동이나 말을 반복함 등

행동에 뒤따르는 당사자의 감정

행동에는 반드시 감정이 수반됩니다. 치매인 사람도 (정도의 차이는 있지만) 확실히 자각하는 감정이 있으며, 그것을 이해하고 공감하는 것이 중요합니다. 예를 들면 원래 걱정이 많은 성격으로, 다른 사람과의 약속을 지키지 못하는 것은 아닐까 불안함이 들면 오늘 일정이나 시간을 반복적으로 물을 수 있어요. 그런데 가령 가족이 물음을 무시하면 당사자의 걱정이나 불안한 마음은 이해받지 못합니다. 그러면 혼란을 느끼고 분노나 체념의 감정이 생기고, 결과적으로 폭력이나 폭언, 사람에 따라서는 무기력과 의욕 저하로 이어지기도 합니다.

치매인 사람이 자각하고 곤란한 행동의 계기가 되기 쉬운 감정(불안, 고독, 위화감, 불안, 초조함)을 다음의 표에 담았습니다. 이러한 감정은 눈에 보이지 않아서 알려고 하지 않으면 알아차리지 못해요. 가족이 적극적으로 말을 걸고 이해하고 싶고, 이해한다는 마음을 전달하는 것이 중요합니다.

	본인이 자각하는 감정의 예
불쾌	• 떠오르지 않는다. • 말이 나오지 않는다. • 전달할 수 없다.
고독	• 아무도 나를 이해하지 못한다. • 상실하는 것이 너무 많다. • 역할이 없어진다. • 혼자 두지 않았으면 좋겠다.
위화감	• 무언가 이상하다. • 지금까지와는 다르다. • 주위의 반응이 달라졌다.

불안	• 모르는 사람이 있다. • 시간이나 장소를 모르겠다. • 모든 것이 처음인 것처럼 느껴진다. • 무언가를 잊어버린 듯하다.
초조	• 여기에 있어도 괜찮은 걸까. • 쫓기는 것 같다. • 언제나 재촉당하는 것 같다.

본인을 둘러싼 환경

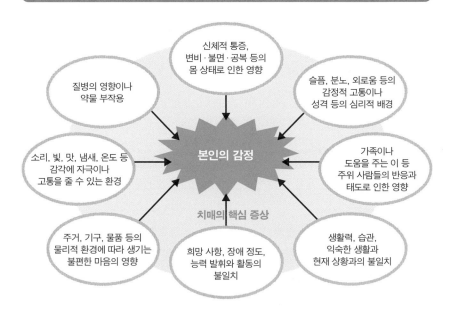

- 신체적 통증, 변비·불면·공복 등의 몸 상태로 인한 영향
- 질병의 영향이나 약물 부작용
- 슬픔, 분노, 외로움 등의 감정적 고통이나 성격 등의 심리적 배경
- 소리, 빛, 맛, 냄새, 온도 등 감각에 자극이나 고통을 줄 수 있는 환경
- 가족이나 도움을 주는 이 등 주위 사람들의 반응과 태도로 인한 영향
- 주거, 기구, 물품 등의 물리적 환경에 따라 생기는 불편한 마음의 영향
- 희망 사항, 장애 정도, 능력 발휘와 활동의 불일치
- 생활력, 습관, 익숙한 생활과 현재 상황과의 불일치

본인의 감정

치매의 핵심 증상

본인을 둘러싼 환경

치매의 핵심 증상이 있다고 해서 그것이 모두 곤란한 행동으로 이어지는 것은 아닙니다. 거기에는 본인을 둘러싼 환경이 큰 영향을 주거든요.

신체 통증, 슬픈 경험, 부정적인 인간관계, 자극적인 소리나 빛 등의 여러 가지 요소가 맞물려 불쾌감과 불안을 야기한 결과 곤란한 행동이 나타난다고 생각하면 됩니다.

치매인 사람은 자신의 상황이나 어려움을 말로 잘 전달하기 힘들어합니다. 곤란한 행동을 보일 때는 당사자의 감정을 이해하고, 그가 처한 환경이 적절한지도 점검해 보세요. 의외의 요인을 발견하게 될 수도 있습니다.

🌿 SUMMARY

- ● 곤란한 행동의 배경이 되는 증상 · 환경 · 감정이 있다.
- ● 당사자의 감정에 맞춘 대응으로 행동이 온화해진다.

언제나 치매 당사자의
감정에 다가서서 대응하자

정형화된 대처 방법으로 해결하기는 어렵다

곤란한 행동에 어떻게 대응해야 할지 고민스럽지요. 인터넷에서 효과적일 것 같은 대응법을 찾아 시도해도 실제로는 어떨지 알 수 없습니다.

행동에는 그 사람 고유의 감정이 수반됩니다. 생각이나 가치관, 감정이 드러나는 방식은 사람마다 다르기 때문에 그에게 맞는 '정답'에 도달하는 방법은 천차만별입니다.

답은 하나가 아닙니다. 어떤 이에게 효과적이었던 답이라고 해서 과신하지 말고, 눈앞에 있는 사람만의 답을 찾아 보세요.

곤란한 행동에 대한 답은 당사자가 가지고 있다

치매인 사람이 곤란한 행동을 할 때는 거기에 다다른 어떤 배경이나 감정이 분명히 존재합니다. 이를 알면 해결 방법을 찾는 데에 도움이 됩니다. 즉, 당사자가 답을 가지고 있는 셈입니다.

곤란한 행동이 일어났을 때는 우선 당사자가 어떤 감정인지를 생각하고, 그에 맞는 대응법을 시도해 보세요. 효과적이라면 이후에도 그 방법을 반복하면 되고, 효과가 없었다면 다른 방법을 시도하면 됩니다.

당사자의 감정을 알아차리려면 의식적으로 사건을 돌이켜보는 습관을 지니면 좋아요. 당사자의 행동과 그에 대한 대응법, 그리고 그 결과가 어땠는지를 되돌아보면 '이런 행동을 했지. 그런데 내 대응은 거기에 미치지 못한 거야…' 하고 깨닫게 되고, 이후 대응에 많은 도움이 됩니다.

또한 대응에 실패했을 때뿐만 아니라, 성공적이었을 때도 '어째서 성공한 것인지'를 생각해 보세요.

대응법을 시도하면서 조금씩 조정하기

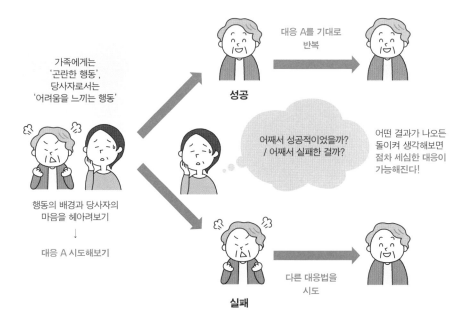

가족에게는
'곤란한 행동',
당사자로서는
'어려움을 느끼는 행동'

행동의 배경과 당사자의
마음을 헤아려보기
↓
대응 A 시도해보기

성공

대응 A를 기대로
반복

어째서 성공적이었을까?
/ 어째서 실패한 걸까?

어떤 결과가 나오든
돌이켜 생각해보면
점차 세심한 대응이
가능해진다!

실패

다른 대응법을
시도

매일 그 사람과 만나면서 때로는 실패하고 또 때로는 성공하면서 '어째서 그랬는지'를 되돌아보면 점차 더 좋은 대응법을 익히게 될 거예요. 이를 '생활 속의 배움'이라고 합니다. 생활 속의 배움이 쌓이면 세심하게 대응할 수 있고, 곤란한 행동이 진정되거나 줄어들게 됩니다.

[시나리오별] 대응 포인트 읽기 · 사용하기

이번 챕터에서는 치매인 사람에게서 자주 보이는 15가지 곤란한 행동에 대해 상세하게 설명하겠습니다.

첫 번째 포인트는 곤란한 행동이 일어나는 이유에 대해, 치매 핵심 증상을 중심으로 설명합니다. 두 번째 포인트는 곤란한 행동과 관련해 당사자가 어떤 감정을 느끼는지 구체적으로 나타냈습니다. 앞서 말했듯이 그 이유는 사람마다 다르기 때문에 가급적 많은 예를 소개하였습니다. 또 곤란한 행동을 접했을 때 가족의 감정에 대해서도 살펴보았어요. 당사자와 가족, 서로의 감정을 대비시켜 생각해봄으로써 현명하게 대응하기 쉬워질 겁니다. 세 번째 포인트는 곤란한 행동에 대한 기본적인 대응 포인트를 설명하고, 성공할 가능성이 높은 방법, 그리 좋지 않은 대응법에 대해서 구체적으로 언급했습니다. 네 번째 포인트는 당사자에게 최적인 대응을 생각할 때 참고하여 활용하면 좋겠습니다. 그리고 이 책에서 다루고 있는 15가지 항목 이외의 곤란한 행동에 대한 대응 힌트를 168쪽에 모아놨으니, 참고하기를 바랍니다.

첫 번째 포인트

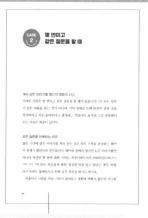

곤란한 행동이 일어나는
이유에 대해 설명
(주로 핵심 증상에 대한 내용)

두 번째 포인트

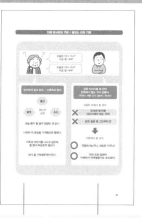

곤란한 행동이 일어나는
이유의 예를 여러 가지 소개
(주로 당사자의 감정과
환경 요인에 관한 내용)

곤란한 행동이 발생했을 때
가족의 감정과 생각을 소개

세 번째 포인트

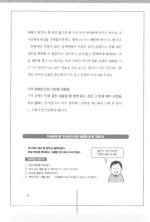

곤란한 행동에 대한
대응 포인트를 간결하게 정리

네 번째 포인트

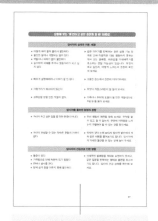

곤란한 행동은
다양한 계기로 인해 발생.
이를 알아차리기 위한 힌트를 정리

❉ SUMMARY

- ● 곤란한 행동에 대한 대응의 '정답'은 하나가 아니다.
- ● 생활 속에서 더 좋은 대응법을 배워가는 것이 중요하다.

CASE 1 주변인을
도둑으로 의심할 때

도둑으로 몰리면 괴롭다

이 증상은 소중한 지갑을 직접 어딘가에 넣었으면서도 그 사실을 잊어버리기 때문에(기억 장애) 누군가에게 도둑맞았다고 여기게 됩니다.

치매(특히 알츠하이머형)의 경우, 초기부터 기억 장애가 발생하므로 이 증상은 발병 초기부터 나타날 수 있습니다. 이 경우 믿었던 사람이나 가까운 인물들이 의심을 받기 쉽습니다. 평소 돌봄에 애쓰다가 도둑 취급을 당하면 억울한 마음이 들겠지만, 침착하게 그 이유를 생각해보면 좋겠습니다.

주변인을 도둑으로 의심하는 이유

'지금 지갑을 갖고 있지 않다'는 사실에 애착이 있는 물건이 눈앞에 없다는 데서 오는 불안이 더해져 강하게 표현된 결과라고 할 수 있어요.

원래 걱정이 많은 성격이거나, 돈에 대한 집착이 강한 사람인 경우

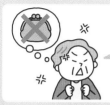

내 지갑이 없어졌다고!
네가 훔쳐 갔지?

| 여러 감정이 뒤섞여 있다. | 갑자기 도둑 취급을 당했다. (놀람, 슬픔, 분노, 질림) |

본인의 감정

불안

의심   공포

지갑이 없으면
내일부터 어떻게 하지?

요즘 딸이 빡빡하게 굴던데
뭔가 켕기는 것 아닐까?

(이전에 강도를 당한 일을 떠올리며)
또 도둑을 맞았어…….

(이전에 살던 집을 떠올리며)
내가 항상 여기에 넣어두었는데…….

가급적 피해야 할 생각

 어디다 넣어뒀는지 잊어버린
거면서 왜 나한테 그러는 거야!

 내가 무슨 잘못을 했다고!

지향해야 할 생각

 불안한 거구나,
안심시켜드려야겠어.

언제나 지갑을 가까이 두려는 마음 때문에 그런 행동을 하게 되기도 합니다. 과거에 지갑을 잃어버린 적이 있다든지, 도둑을 맞은 경험이 있으면 그 기억이 되살아나기도 해요(공포심). 이전에 지내던 방과 다른 장소에서 생활하는 경우에는 과거 방의 기억에 의존해서 지갑을 찾는 경우도 있습니다.

주변인을 도둑으로 의심할 때 기본적인 대응법

즉각 부정하거나 화를 내지 않고, 우선은 당사자의 마음을 헤아리고 감정을 배려해 말을 걸어 주세요.

그런 다음 당사자가 지금 처한 환경과 최근의 상황을 생각해서 대응법을 검토하고, 신뢰 관계를 심화시키는 방법을 고릅니다.

중요한 포인트는 '당사자를 얼마나 안심시키느냐'입니다. 지갑의 유무나 범인이 누구인가 등의 사실 관계를 추궁할 필요는 없습니다.

꼭 알아야 할 '주변인을 도둑으로 의심할 때' 대응 팁

- **부정도 긍정도 하지 않는다.**
- **설득하려 하지 말고, 당사자의 마음에 진지하게 공감한다.**

그것참 큰일이네요.

구체적인 대응 예

○ 없어진 물건을 함께 찾되 당사자가 발견하도록 한다.
○ 눈에 잘 띄는 장소로 살짝 옮겨둔다.
✕ 지갑의 유무와 범인을 특정한다.

저라도 불안할 것 같아요.

얼렁뚱땅 넘어가는 식의 대응을 하면 한두 번은 잘 넘어갈지 몰라도, 당사자가 안심하지 못하면 또 똑같은 일이 되풀이됩니다. 게다가 그런 대응은 돌보는 이에게 죄책감이 들게 만들기도 하지요.

우선은 진지하게 당사자의 불안과 마주하고, 안심시킬 수 있는 대응법을 모색해 보세요.

상황에 맞는 '주변인을 도둑으로 의심할 때' 대응법

당사자의 성격과 기분, 배경	
● 당사자가 수중에 두는 물건을 필요 이상으로 관리한다.	▶ 걱정이 많은 성격이라면 귀중품을 늘 몸에 지니고 싶어 할지도 모릅니다. 손이 닿는 곳에 두거나, 목에 걸어두는 방법이 있어요.
● 당사자가 이야기를 충분히 듣지 않는다, 즉각 부정한다. ● 대응법(명령을 하는 듯한 말투나 태도)에 불신하고 있다.	▶ 당사자가 안심할 수 있도록 말투와 태도에 주의합시다.

당사자를 둘러싼 환경의 영향	
● 물건을 늘 같은 장소에 두지 않는다. ● 필요한 물건을 바로 찾기가 쉽지 않다.	▶ 같은 디자인의 지갑을 많이 준비해두었다가 바로 대체 지갑을 사용하도록 하는 방법이 있습니다.
● 과거 당사자 집의 환경과 현재 집의 환경이 많이 다르다.	▶ 당사자 과거의 집 환경에 맞춰 물건을 어디에 두었을지 생각해 보세요.

당사자의 건강으로 인한 영향	
● 시력, 청력 장애 등으로 인해 주위의 언동이나 소란 등에 대해 피해를 받는다고 생각한다.	▶ 가급적 당사자가 불안해할 만한 말이나 상황을 만들지 않도록 하세요.
● 불면 등으로 인해 생활 리듬이 깨지고 기분이 불안정하다. ● 신체적인 통증으로 인해 마음대로 움직이지 못한다.	▶ 생활 습관의 개선과 치료를 통해 불쾌감을 줄일 수 있도록 합시다.

당사자가 안심할 수 있는 방법이란?

지갑이 있다는 것을 아는 경우, "우선은 같이 찾아봐요", "어디 짐작 가는 곳 있어요?" 하고 아무렇지 않게 그 장소로 유도해 보세요. 스스로 지갑을 발견하고 불안이 해소되면 진정됩니다.

하지만 당사자가 돌보는 이에 대해 도둑이라고 확신하고 있으면 함께 찾아보자고 해도 '도둑이랑 같이 뭘 찾자고? 말도 안 되는 소리지'라고 여길 수도 있습니다. 또 함께 금방 찾아내도 "네가 범인이니 금세 찾아낸 것 아냐?"라는 말을 듣는 때도 있어요.

이런 경우 돌보는 이에 대한 신뢰가 중요하므로 돌보는 사람도 진심으로 곤란한 표정과 말로 함께 찾으려고 애써야 해요. 그리고 당사자 스스로 발견하게끔 하세요. 눈에 잘 띄는 곳에 지갑을 옮겨두어도 됩니다.

결과적으로 당사자에게 '내가 뇌둔 장소를 잊어버린 것뿐이구나, 다행이다'라고 느끼게 하는 것이 중요해요. 돌보는 사람이 "본인이 둔 장소를 잊어버린 거잖아요!" 하고 몰아붙이면 신뢰 관계는 무너집니다.

또한 "저 아니에요"라고 부정해도 납득하지 않습니다. 그렇다고 정색을 하고 "그래요, 제가 훔쳤어요"라고 한다면 관계는 더욱 나빠집니다.

피해망상이 강해지고 주위 사람들에게 피해를 줄 때

피해망상이 심해져 여러 번 경찰을 부르거나 주위 사람들에게 망상을 떠드는 등 곤란한 행동이 더 심해지기도 합니다. 이렇게 지역 주민이나 이웃에게 피해를 주는 일이 많아지면, 돌봄을 담당하는 사람이 피폐해집니다.

이런 경우에는 사전에 도난망상 등의 피해망상은 치매의 한 증상이라고 설명하고 이해를 구하는 것이 좋습니다.

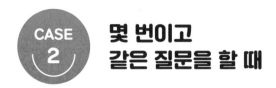

몇 번이고
같은 질문을 할 때

CASE 2

계속 같은 이야기를 들으면 짜증이 난다

치매인 사람은 몇 번이고 같은 질문을 할 때가 있습니다(기억 장애). 일부러 같은 내용을 묻는 것이 아니라, 기억 장애로 인해 본인이 말한 것을 잊어버리고 처음 물어본다고 생각하는 것입니다. 하지만 그걸 반복해서 듣는 가족은 짜증이 납니다.

같은 질문을 반복하는 이유

짧은 기간에 같은 이야기를 계속 묻는 것은 뇌의 기억을 관장하는 해마의 장애가 원인이라 생각됩니다. 해마에 장애가 생기면 들은 이야기뿐만 아니라 자신이 한 말에 대한 기억도 저장시켜두기가 어려워집니다(즉시 기억, 단기 기억 장애). 외로움과 불안, 중요한 일을 잊고 있다는 생각, 떠올리지 못하는 불쾌함으로 인해 같은 질문을 하기도 하지요.

　외출이나 사람을 만날 기회가 줄어들고 생활에 변화가 없으면 비슷한

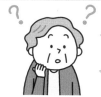

오늘은 어디 가니?
지금 몇 시야?

오늘은 어디 가니?
지금 몇 시야?

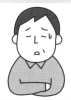

순수하게 알고 싶다. / 소통하고 싶다.

불안

불쾌   본인의
        감정   초조

오늘 뭔가 할 일이 있었던 것 같다.

나한테 더 관심을 가져줬으면 좋겠다.

가족과 이야기를 나누고 싶은데,
할 말이 떠오르지 않는다.

내가 잘 기억해두어야 한다.

**같은 이야기를 몇 번씩
반복해서 듣는 것이 힘들다.**
(귀찮다, 짜증 난다, 질린다, 화난다)

가급적 피해야 할 생각

 도대체 몇 번을
이야기해야 하는 거야!

 같은 질문 좀 그만하라고!

지향해야 할 생각

 걱정하시는구나, 외로운 거구나!

 아까 드린 답변이
이해하기 어려웠을지도 모르겠어.

대화만 하거나, 할 일이 없으면 한 가지 일만 생각하게 되기도 하지요. 또 자신에게 관심을 가져줬으면 하는 생각(승인 욕구) 때문에 생기기도 합니다.

원래부터 걱정이 많은 성격이었던 사람은 과거 습관으로 인해 같은 질문을 반복할 수 있습니다. 실수하고 싶지 않고, 완벽하게 해내려는 마음 때문에 생기기도 하지요. 또한 치매가 생기면 잡음 속에서 대화를 나누기가 어려우므로, 같은 내용을 거듭 묻기도 합니다. 이런 경우에는 환경을 바꾸어 조용한 장소에서 마주 보고 천천히 이야기해 주세요.

기억 장애로 인한 건망증 대응법

기억 장애로 인해 같은 내용을 몇 번씩 묻는 것은 그 일에 매우 신경을 쓰고 있다는 증거입니다. 이런 경우에는 답변을 메모해서 눈에 잘 보이는 곳에 두면 안심하게 됩니다.

꼭 알아야 할 '몇 번이고 같은 질문을 할 때' 대응 팁

- **무시하지 않고 몇 번이고 알려드린다.**
- **답장 메모를 적어둔다, 조용한 장소에서 이야기한다.**

> 불안한 것이 있으면 언제든 물어 보세요.

구체적인 대응 예

- ○ 답장 메모를 적어둔다.
- ○ 하고 싶은 말을 할 수 있도록 끈기 있게 기다린다.
- ○ 오감을 활용해 기억하게 한다.
- ✕ 뿌리치거나 화를 낸다. → 피해망상으로 이어질 수 있으니 주의한다.

상황에 맞는 '몇 번이고 같은 질문을 할 때' 대응법

당사자의 성격과 기분, 배경

● 어떻게 해야 할지 몰라서 불안하다. ● 불안한 일이나 걱정되는 일이 있다. ● 역할이나 자리가 없어 불안하다. ● 실수하여 피해를 주거나 웃음거리가 되고 싶지 않다.	▶ 같은 이야기를 반복하는 것은 실행 기능 장애로 인해 마음먹은 대로 행동하지 못하는 데서 오는 불쾌함, 위화감을 이해해주기를 호소하는 것일 가능성이 있습니다. 무엇이 하고 싶은지, 어떻게 느끼는지 천천히 확인해 보세요.
● 빠르게 설명해버리니 이해가 잘 안 된다.	▶ 조용한 장소에서 천천히 이야기하세요.
● 걱정거리가 해소되지 않는다.	▶ 무엇이 걱정스러운지 잘 들어 보세요.
● 성취감을 얻을 만한 역할이 없다.	▶ 가족이나 주위에 도움이 될 만한 역할(집안일, 작업 등)을 찾아 보세요.

당사자를 둘러싼 환경의 영향

● 자신이 하고 싶은 일을 할 만한 환경이 아니다.	▶ 우선 행동의 제한을 멈춰 보세요. 무엇을 할 수 있고, 할 수 없는지, 무엇에 어려움을 느끼는지 구별하여 할 수 있는 것을 찾으세요.
● 자신이 안심할 수 있는 익숙한 것들이 가까이 없다.	▶ 익숙한 것이 눈에 보이지 않으면 불안하여 계속 같은 내용을 물어보기도 합니다. 당사자에게 익숙한 물건을 손 닿는 곳에 놓아 두세요.

당사자의 건강으로 인한 영향

● 통증이 있다. ● 가려움으로 인해 차분히 있기 힘들다. ● 변비나 설사를 한다. ● 밤에 쉽게 잠을 이루지 못해 불안하다.	▶ 신체적인 불쾌함을 제대로 표현하지 못하고, 같은 질문을 반복하는 형태로 불편을 호소하기도 합니다. 심신의 건강 상태를 확인해 보세요.

가령 "오늘은 어디 가니?"라는 질문을 반복한다면 '10시에 주간 보호 센터에 가요' 하고 적은 메모와 시계를 놓아두는 식이지요.

또한 기억은 하고 있지만 잘 떠올리지 못하는 경우도 있어요. 사실은 다른 말을 하고 싶은데 그 말이 잘 나오지 않아 똑같은 질문을 해버리는 것이지요. 이럴 때는 떠올릴 만한 단서가 될 말을 찾거나, 한 번 더 천천히 질문해 보세요. 잊어버린 것이 아니라, 떠올리기 위해 노력하고 있을 수도 있습니다. 앞서 짐작해 말하지 말고 천천히 기다리면 떠올리게 되는 경우도 있거든요. 특히 혈관성 치매의 경우에 이런 현상이 자주 나타납니다.

오감을 활용하라

기억은 감정과 밀접하게 연결되어 있습니다. 감정에 남을 좋은 자극과 함께 대화를 하면 기억하기 쉬워집니다(예: 외출했을 때 경치를 보고 "경치가 참 예쁘네요", 식사를 하면서 "음식이 참 맛있네요"). 손을 잡거나 등을 쓰다듬는 등 촉각을 자극하면서 대화하는 것도 효과적입니다.

이를 통해 과거의 기억을 되살려 풍성한 대화가 가능해지거나, 같은 이야기를 되풀이하는 양상에 변화가 보이기도 합니다.

감정이 동해 뜻밖의 이야기들이 나올 때도 있어요.

뿌리치거나 화를 내면 안 된다

계속 같은 질문을 하는 경우에 "몇 번이나 말했잖아요!" 하고 뿌리치거나 화를 내면 당사자에게 '무섭고 화를 잘 내는 사람'이라는 부정적인 감정을 남기게 되어 피해망상으로 이어질 수 있습니다. 신뢰 관계가 무너지지 않도록 이러한 행동은 가급적 피해야 합니다.

CASE 3 😊

집에 있으면서도 집에 가고 싶다고 할 때

어째서 자꾸 집에 돌아가려고 할까?

치매인 사람은 집에 있는데도 '집에 가고 싶다'고 호소하기도 합니다(귀가 욕구). 가족은 놀라서 "여기가 집이잖아요. 대체 어디를 가신다는 거예요?" 하고 반응하거나, "내일 집에 가요" 하고 순간을 모면하는 식의 대응을 하기 쉽습니다. 하지만 이는 당사자의 마음을 무시한 말이고, 속임수 같은 대응이어서 신뢰 관계가 무너질 수 있어요.

　당사자로서는 어떤 이유로 인해 '집에 가고 싶다'고 호소하는 것이니까요. 우선은 왜 그러는지 알아야 합니다.

집에 있으면서도 집에 가고 싶다고 하는 이유

귀가 욕구의 배경에는 기억 장애, 시간 공간·지남력 장애(장소를 모름), 이해·판단력 장애가 자리하고 있어요.

　사람에게는 마음의 안식처나 안전하다고 느끼는 장소가 필요합니다.

(집에 있으면서도)
집에 가고 싶구나.

| 안전하고 마음이 편안해지는 곳에
가고 싶어. | 지금 집에 있는데, 왜 이러시지?
(놀람, 슬픔, 당혹스러움) |

본인의 감정

불쾌 위화감 불안 혼란 초조

(불안과 혼란, 불쾌함, 고독함 등을
느끼고) 어쨌거나 여기 있기는 싫다.

(집이 아닌 곳에 있다고 착각하고)
집에 돌아가야 하는데…….

(육아하던 때의 마음으로)
가서 애들 밥 챙겨줘야지.

(몸 상태가 좋지 않아)
빨리 집에 가서 자고 싶어.

가급적 피해야 할 생각

 여기가 집인데
왜 이상한 소리를 하지?

 이 상황만 넘기면 되니까
거짓말이라도 하자!

지향해야 할 생각

 안심이 안 돼서
편안하게 못 계시는 걸까?

 어째서 집에 가고 싶다고
하시는 걸까?

집에 돌아가고 싶다, 여기 있기 싫다는 마음 뒤에는 분명 지금은 안전하지 않다, 마음이 안정되지 않는다고 느끼는 감정이 있습니다.

가령 자신의 역할이나 즐거움이 없는 생활을 하다 보면 '여기 있고 싶지 않다'는 마음이 생기기도 해요. 또 말이 생각대로 안 나오거나, 하고 싶던 이야기를 잊어버리고, 주변에서 일어나는 일에 대한 설명이 없어 이해가 가지 않는 상황이 지속되면 불안과 위화감, 초조함이 심해져 '여기 있고 싶지 않다'는 마음이 듭니다.

집에 있으면서도 집에 가고 싶다고 할 때에 대한 기본적인 대응법

귀가 욕구가 나타나면 당사자의 마음을 헤아리고 감정을 배려해 말을 걸어 주세요. 집에 가서 무엇을 하고 싶은지, 무엇이 걱정되는지, 누구를 만나고 싶은지 묻고 지금 놓인 환경과 최근의 상황을 고려해 대응법을 검토하고 신뢰 관계를 돈독히 할 수 있는 방법을 고르세요.

꼭 알아야 할 '집에 있으면서도 집에 가고 싶다고 할 때' 대응 팁

- **여기 있기 싫어하는 이유를 찾는다**(헤아린다).
- **자신의 마음을 이해해 주는 사람이 있다고 느끼도록 한다**(공감).

구체적인 대응 예

○ 안전하다고 느끼지 못하고, 진정하지 못하는 요인을 찾는다.
○ 환경 및 최근의 상황을 생각해 신뢰 관계가 돈독해질 수 있는 방법을 선택한다.
✕ 당사자의 마음을 무시하는 말을 한다.
✕ 일시적으로 모면하기 위한 대응을 한다.

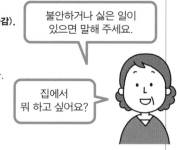

불안하거나 싫은 일이 있으면 말해 주세요.

집에서 뭐 하고 싶어요?

집에 있으면서 '집에 가고 싶다'고 호소하는 경우는 장소와 시간에 대한 지남력 장애가 원인이 될 수 있습니다. 또 마음이 어릴 때나 젊은 시절의 감각으로 되돌아가기도 해요(연령역행). 예를 들면 직장에 다니거나 육아를 하던 때를 떠올리고는 '이제 집에 가야 할 시간인데'라고 생각하는지도 모릅니다. 이전에 살던 집을 떠올리는 경우도 있어요. 이사한 기억이 빠져버린 탓에 여기가 내 집이 아니라고 느낄 수도 있습니다.

상황에 맞는 '집에 있으면서도 집에 가고 싶다고 할 때' 대응법

당사자의 성격과 기분, 배경

● 주위 사람의 도움을 받는다는 마음이 강해 미안함을 느낀다. ● 자신의 신체적 기능이 떨어진 데 대해 슬프고 화가 난다.	▶ 어차피 모를 것이라고 포기하지 말고, 당사자의 마음을 물어보고 지금 있는 장소와 상황을 이해할 수 있도록 대화하는 시간을 만드세요.
● 자신의 마음을 이해받지 못한다고 느낀다. ● 호소하고 요청해도 들어주지 않는다.	▶ 왜 집에 가고 싶은지 물어 보세요. 가족 중 누군가를 만나고 싶은 것인지, 무엇을 하고 싶은지를 물어보면서 깊은 대화를 나누세요.
● 직장에 와 있다고 여기고 일이 끝났으니 집에 가고 싶다.	▶ 업무 내용에 관해 이야기를 나눠 보세요.

당사자를 둘러싼 환경의 영향

● 주위의 말소리나 물건의 소음, 발걸음 소리가 거슬린다. ● 방이 너무 밝거나 너무 어둡다. ● 방이 춥거나 덥다.	▶ 소리나 빛에 과민하게 반응하기 쉬우므로, 여러 소리가 동시에 들리는 환경을 피하고 은은한 조명으로 바꾸세요. 외출을 통해 자연의 소리와 빛을 느끼는 기회를 만듭시다.

당사자의 건강으로 인한 영향	
● 약물 부작용이 있다. ● 감염증이나 탈수증, 우울증 등으로 인한 의식 장애가 있다. ● 시력, 청력 장애로 인해 지금 있는 곳에 대해 정확히 판단하지 못한다.	▶ 약물 부작용이나 탈수로 인해 '섬망'이 나타나면 지금 있는 곳이 어딘지 제대로 판단하지 못할 수 있습니다. 또 고령으로 감각 기능이 저하되었을 수도 있어요. 당사자와 함께 장소 확인을 해 보세요.

자리 만들어주기

'여기 있어도 된다', '긴장하지 않아도 된다'고 생각할 수 있는 자리를 만들어주는 것이 중요합니다. 가령 당사자에게 익숙한 가구를 배치하거나 옛날 앨범을 가까이 두면 집에 가고 싶다는 호소가 줄어들기도 합니다.

역할 만들기

누구라도 아무런 할 일이 없으면 지루함을 느끼고 마음이 불편해집니다. 당사자가 이제껏 맡아온 역할(일이나 취미 등)을 하나라도 맡겨 주세요. 그래야 자기 효능감이 향상되고 '여기에 있어도 되겠다'고 여기게 됩니다.

특히 오래전부터 반복해서 몸이 기억하는 일은 치매가 상당 부분 진행된 상태에서도 해낼 수 있어요. 혼자서 전부 다 하기는 힘들어도 부분적으로는 가능한 일도 있습니다. 또한 치매가 있어도 새로운 일을 할 수 있어요. 실제로 새롭게 그림을 그리거나 악기 연주를 배우기 시작한 사람을 보았습니다.

길을 잃을까 걱정한 나머지 당사자를 집에만 있게 하면 오히려 더 밖에 나가고 싶어 합니다. 익숙한 장소라면 문제없이 귀가할 수 있는데도 외출을 금지하면 할 수 있던 일도 못하게 돼요.

대화하기

귀가 욕구는 이미 돌아가신 부모님을 만나고 싶은 마음에서 비롯되기도
합니다.

그 마음을 감추지 않고 말할 수 있도록 진지하게 이야기를 들어 주세
요. 해결할 수 없는 일도 있겠지만, 결코 최악의 상황보다 나빠지는 일은
없을 겁니다. 당사자에게 '나를 이해해 주는 사람이 있다'고 느낄 수 있
도록 하는 것이 가장 중요해요.

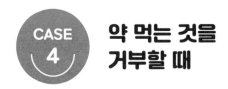

약 먹는 것을 거부할 때

CASE 4

왜 약을 먹지 않을까?

치매 초기에는 증상의 진행을 완화시키기 위한 약이 처방되는 경우도 있어요.

기존에 생활 습관병 등의 약을 먹던 사람이라면 거부감 없이 약을 먹기도 하지만, 젊었을 때부터 건강 하나만은 자신하며 약을 먹어본 적이 없다면 다를 수 있습니다.

가족 입장에서는 필요한 약을 잘 먹었으면 하니 복약 거부가 나타나면 힘이 듭니다. 어떻게든 궁리해서 약을 복용하게 하려는 마음은 알지만 우선은 당사자의 마음을 잘 헤아려 주세요.

약 먹는 것을 거부하는 이유

치매의 기억 장애로 인해 진단받은 시기나 사건에 관한 기억이 흐려졌을 가능성도 있습니다. 하지만 대부분의 경우, 치매라는 진단에 대한 충

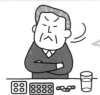

누가 약을 먹어!
난 절대 안 먹는다!

| 약을 먹을 필요는 없다! / 이걸 먹기가 싫다. | 약을 드셔야 하는데……. (짜증, 슬픔, 당혹스러움) |

불안

혼란　　본인의 감정　　의심

병도 아닌데 대체
무슨 소리를 하는 거야?

(약에 대해 모르고)
뭔지 모르는 걸 먹고 싶지 않다.

어떻게 먹는 건지 모르겠다.

(가족에 대해 잊어버리고)
모르는 사람이 먹으라고 하니 무섭다.

가급적 피해야 할 생각

싫어하면 어쩔 수 없지,
억지로라도 먹여야겠어!

지향해야 할 생각

어떻게 하면 적극적으로
먹게 할 수 있을까?

격은 남아 있습니다. 치매에 대한 절망감이나 회피하고 싶은 마음이 큰 분은 인정하기 싫은 마음에 복약을 거부하기도 합니다. 또 치매의 증상으로 약이라는 것을 이해하지 못하거나(실인) 약의 복용 방법을 모르는 (실행) 경우도 있습니다. 가족은 걱정되니 복약에 대해 지적 사항이 많아지지요. 이런 일이 계속되면 당사자는 짜증이 나서 가족의 마음과는 상반되는 말과 행동을 하기도 합니다.

게다가 고령이 될수록 많은 질병이 생기고 필요 이상으로 약을 먹는 경우도 있어요. 그 결과, 부작용이 나타나거나 약을 잘 챙겨 먹지 않는 상태가 된 것일 수도 있습니다.

약 먹는 것을 거부하는 데 대한 기본적인 대응법

우선은 당사자에게 진지하게 부탁하세요. '나를 소중히 여기는 사람이 있다'고 믿고 안심할 수 있도록 '오래 사셨으면 좋겠다, 건강하셔야 하니

꼭 알아야 할 '약 먹는 것을 거부할 때' 대응 팁

- '건강을 위한 약'이라고 설명한다.
- 과도한 지적이나 지시는 피하고, 신뢰에 기반해 대응한다.

구체적인 대응 예

○ 진지하게 대화하고 부탁한다.
○ 당사자가 직접 복약할 수 있도록 준비한다.
✕ 밥에 약을 섞는다.
✕ 억지로 입에 집어넣는다.

아버지, 오래 같이 사셔야지요. 이 약을 드시면 좋겠어요.

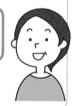

약을 드시자'라고 걱정하는 마음을 잘 전달합시다. 특히 치매에 대해 부정적인 인상이 있는 분에게는 '치매 약'이라고 하지 않고 '건강을 위한 약'이라고 표현을 바꿔 보세요. 또 당사자가 귀 기울여 말을 들을 만한 인물을 찾는 것도 좋은 방법입니다.

상황에 맞는 '약 먹는 것을 거부할 때' 대응법

당사자의 성격과 기분, 배경

● 약에 대한 설명도 없이 먹기를 강요한다. ● 몇 번씩 권하면서 억지로 먹인다고 여긴다. ● 약을 먹지 않아도 건강하다고 생각한다.	▶ 약을 먹어야 하는 이유에 대해 이해하는 것이 중요합니다. 어차피 잘 모를 테고 잊어버릴 것이라 생각하지 말고, 한 번쯤은 제대로 설명해 주세요. 설명서를 약과 함께 두는 것도 방법입니다.
● 약을 먹으면 몸 상태가 나빠진다고 여긴다. ● 약을 먹어도 낫지 않는다고 비관적으로 여긴다.	▶ 과거에 약물 부작용을 경험했을지도 몰라요. 의사, 약사의 설명을 함께 듣도록 하세요. 또 부작용이 있었다면 언제, 어떤 상황이었는지 메모하여 의사에게 전달하세요.

당사자를 둘러싼 환경의 영향

● 대응법(명령을 하는 듯한 말투나 태도)에 불만이나 분노를 느낀다.	▶ 스스로 납득하고 약을 먹을 수 있는 방법을 고민합시다.

당사자의 건강으로 인한 영향

● 약이 다른 물체로 보인다.	▶ 매번 약에 대해 설명해 주세요.
● 약의 맛이 싫어서 거부한다.	▶ 약의 종류를 변경하거나, 단맛과 함께 복용하는 등의 대응을 의사, 약사와 상의하세요.
● 신체적인 통증 등이 복약으로 인해 악화된다고 느낀다.	▶ 실제로 통증이나 위화감을 느끼는지 확인하고, 만약 그런 상황이 발생한다면 의사에게 상담하도록 당사자에게 알려 주세요.

복약은 당사자의 속도에 맞춘다

가족의 속도가 아니라 당사자의 속도에 맞춰 약을 먹을 수 있게 하세요. 당사자는 누가 먹여주는 것이 아니라 스스로 먹겠다거나, 식후에는 먹고 싶지 않고, 차와 함께 먹고 싶다고 생각할지도 모릅니다.

가급적 본인의 의사를 존중해 복약하는 방법(먹는 시간에 눈에 보이는 곳에 약을 두는 등)을 생각해 봅시다. 여러 방법을 써도 약을 먹는 것을 잊어버리거나 시간을 지키지 못한다면 병원에 진료를 받으러 갈 때 의사에게 이야기하세요.

의사, 약사와 상의한다

실행 또는 실인이 있으면 스스로 약을 먹기가 어렵습니다. 그런 경우에는 붙이는 약이나 먹기 쉬운 약으로 바꾸는 방법도 있어요. 약을 먹지 못하는 상황을 의사, 약사에게 말하면 대응법을 함께 고민해줄 겁니다. 이때는 복약 수첩 등을 이용해 현재 먹고 있는 모든 약에 대해 전달하는 것이 좋아요. 복용 중인 약이 너무 많아서 제때 잘 구분해서 먹기 힘든 문제의 해결법을 검토하기 수월해집니다.

신뢰 관계 구축이 중요하다

약을 먹지 않는다고 해서 밥에 약을 섞으면 식욕이 떨어지거나 '독을 탔다'는 망상에 사로잡힐 수도 있어요. 또 입에 억지로 약을 넣으면 잘못 넘어가 폐렴 등의 원인이 되기도 하고, 신뢰 관계가 무너질 가능성도 있습니다.

복약 거부가 나타났을 때, 가족의 부탁이 통해서 당시에는 먹는다고 해도 다음에는 그 사실을 잊어버리기도 합니다. 하지만 당사자의 마음에 공감하는 대응을 반복하면 좋은 신뢰 관계를 형성할 수 있을 겁니다.

폭언이나 폭력을
보일 때

무섭게 왜 큰 소리를 내는 걸까?

예전에는 온화하던 사람이라도 치매가 있으면 사소한 일에 짜증을 느끼고 화를 내기 쉬워집니다. 놀라거나 화가 나서 참지 못할 때도 있겠지만, 절대 손은 대지 마세요. 살짝 거리를 두고 내가 침착하게 대응할 방법을 찾아야 합니다.

폭언·폭력이 나타나는 이유

폭언이나 폭력은 치매의 직접적인 증상이라기보다는 주위의 소리나 빛, 사람들의 움직임과 말소리, 대응에 대한 반응인 경우가 많습니다. 또 일상생활 속에서 쌓인 스트레스로 인해 감정이 폭발해버리기도 해요.

당사자는 인지 기능의 저하로 늘 애가 타는 마음입니다. 상대방의 말을 이해하는데도 제대로 대답이 안 나올 때(실어)는 화를 내거나, 경우에 따라서는 손이 먼저 나가기도 해요. 생각대로 행동하지 못하거나(실행),

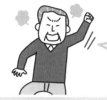

뭐야!
그냥 내버려 둬!
눈앞에서 썩 꺼져!

| **이런 기분은 더 이상 느끼기 싫다.** | **무서워……. 어떻게 해야 하지?** |
| (스트레스를 느낀다) | (놀람, 공포, 슬픔, 분노) |

불안

분노　　**본인의 감정**　　**초조**

매일 주의와 지시만 하니
기분이 나쁘다.

예전에는 하던 일도 못하게 되니
짜증이 난다.

(환시의 영향으로) 공격당하고 있으니,
내 몸은 스스로 지켜야 해.

(환청의 영향으로) 나를 탓하는
소리가 들린다, 용서할 수 없어.

가급적 피해야 할 생각

이렇게 옆에서 도와주는 사람한테
고마워하지는 못할망정,
화는 내가 내고 싶다고!

지향해야 할 생각

 어떤 스트레스를 받는 걸까?

 조금 거리를 두는 편이 나을까?

물건을 어떻게 사용할지 모르는(실인) 경우에 모호한 기분이 남지요. 그럴 때 "빨리해요", "왜 이런 것도 몰라요" 하고 지적하거나 재촉하면 감정이 폭발합니다. 또 나이가 들면 만성적인 통증이나 변비, 탈수 등의 불쾌한 증상이 많아집니다. 통증이나 고통을 말로 잘 표현하지 못하면 사소한 일에도 민감하게 반응하고 짜증을 내기 쉬워요.

폭언·폭력에 대한 기본적인 대응법

폭언이나 폭력에 공통된 대응법은 흥분해서 감정이 고양된 이유를 당사자의 관점에서 생각해보는 것입니다. 그러기 위해서는 표정을 읽어내고 마음을 알려고 노력하는 자세로 임해야 합니다. 일상생활에서 스트레스가 될 만한 소리, 빛, 언어 표현 등을 조정하세요. 너무 밝지 않은 조명, 너무 크지 않은 소리, 이해하기 쉬운 말 표현(제스처나 삽화 이용하기) 등의 아이디어가 필요합니다. 대응법을 당사자에게 맞추면 스트레스를 줄일 수 있어요.

꼭 알아야 할 '폭언이나 폭력을 보일 때' 대응 팁

- **무엇이 원인인지 찾는다.**
- **혼자 고민하지 않는다.**

구체적인 대응 예

- ○ 당사자의 관점에서 생각해 본다.
- ○ 당사자의 속도에 맞춘다.
- ○ 스트레스를 줄여준다.
- ○ 거리를 두고 차분히 대응한다.
- ✕ 참지 못하고 손을 댄다.

뭔가 걱정되는 일이 있는 걸까?

지금은 일단 거리를 두고 지켜봐야지.

상황에 맞는 '폭언이나 폭력을 보일 때' 대응법

당사자의 성격과 기분, 배경

● 자신의 생각과 마음을 적절히 전달하지 못한다. ● 자신의 자리가 없다.	▶ 진정된 상태에서 천천히 대화하는 시간을 가지세요.
● 위해가 가해지면 공포를 느낀다. ● 다른 사람이 갑자기 말을 걸거나 몸을 만지는 일이 있다.	▶ 뒤에서 또는 멀리서 말하지 말고 정면에서 눈을 맞추고, 서로가 잘 보이는 장소에서 대화하세요.
● 좋을 것이라 여기고 받는 케어가 잘 안 맞는다. ● 본인이 원하지 않는 활동, 자존심에 상처를 주는 활동을 시킨다.	▶ "궁금한 건 언제든 말씀하세요" 하고 평소에도 의사를 존중하는 자세를 보이세요.

당사자를 둘러싼 환경의 영향

● 본인에게 불쾌한 빛, 싫어하는 맛, 거북한 냄새가 있다.	▶ 여러 감각이 과민할 수 있어요. 진정되는 색, 방의 환경, 소리 등을 확인하세요.
● 습관이나 집착하는 부분이 있다.	▶ 평소와 다른 일정이나 환경에 적응하기 어려울 수 있습니다. 습관이나 루틴을 중요하게 생각합시다.

당사자의 건강으로 인한 영향

● 난청이 있다. ● 환청이나 망상이 있다. ● 신체 통증, 변비, 불면, 발열 등이 있다.	▶ 난청은 불안을 초래합니다. 환시나 착시가 있는 경우에는 당사자에게 무엇이 보이는지 확인하고, 불안한 마음에 공감해 주세요. 탈수나 변비 등으로 의식 장애가 생길 수도 있으니 신체 상황을 확인하세요.
● 감정 조절이 안 된다.	▶ 전두측두엽 치매, 혈관성 치매의 경우 감정 기복이 심해집니다. 뜻대로 되지 않을 때 나타나니 무엇이 하고 싶은지 확인해 보세요.

조금 거리를 두고 관찰한다

당사자가 짜증을 내는 상황에서 말을 걸면 폭언이나 폭력을 보일 수도 있습니다. 이는 나의 대응이나 말이 잘못되어서가 아니에요.

그럴 때는 주위를 둘러싼 환경(조명, 소리, 온도 등)을 잘 관찰해 보세요. 평소와 다른 가구 배치, 식사 시간에 갑작스러운 손님 방문 등의 영향도 생각해 볼 수 있습니다.

또 수분량, 배설 상태, 피부 상태, 발열, 두통 등의 건강 상태에도 주의를 기울이세요. 불쾌한 기분을 전달하지 못한 상황일지도 몰라요. 특히 저녁에 자주 흥분하는 등 시간대의 영향을 받는 분도 있습니다.

가족에게 의지하기 쉬운 관계를 형성한다

치매로 인해 당사자는 마음먹은 대로 하지 못하는 일이 있어요(예: 추워도 난방을 켜지 못하거나, 집의 화장실 위치를 모르는 등).

즉시 가족에게 물어볼 수 있다면 좋겠지만 자존심이 허락하지 않을 때도 있습니다. 특히 과거에 "그런 것도 몰라요?"라는 말을 들은 적이 있다면 묻기를 주저하게 되지요.

결국 간단한 일도 해내지 못하는 자신에게 짜증이 나고 주위 사람들에게 거칠어지게 됩니다.

당사자가 어딘지 모르게 불안해 보인다면 "제가 도울 일이 있으면 언제든 말씀하세요" 하고 편하게 부탁할 수 있는 상황을 만들어 주세요.

혼자 고민하지 않는다

짜증을 내는 상황에서 가족이 뭐라고 말한들 들리지 않지만, 가족 이외의 사람이 말하면 순순히 받아들이는 경우도 있어요. 분노가 폭발하는 때는 살짝 자리를 뜬 후 폭풍우가 지나가기를 기다리는 것도 방법입니다. 분노의 화살이 가족에게 향하는 한 누구의 말도 믿지 않는 데다, 당사자도 혼자 있으면 차분히 자신의 행동을 돌이켜 보는 일이 많거든요. 이런 사건은 내 안에만 묵혀 두지 말고 케어 매니저나 의사 등 전문가에게 상의하세요.

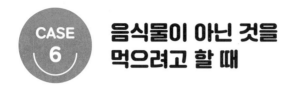

음식물이 아닌 것을 먹으려고 할 때

지금 뭘 먹고 있는 거지?

치매 당사자가 화분의 꽃을 먹어 버리거나, 단추를 빨고, 비누를 먹거나, 식용유를 삼키고, 휴지를 입안 가득 넣거나, 접시나 그릇을 씹으려고 하는 등 당혹스러운 순간에 직면할 때가 있습니다. 이렇듯 음식물이 아닌 것을 먹으려고 하는 증상을 '이식증'이라고 합니다.

이해가 되지 않는 상황에 놀라겠지만, '무엇을 먹었는지'부터 확인하세요. 우선은 몸에 해가 되는 물건인지를 판별하는 것이 중요합니다.

음식물이 아닌 것을 먹으려고 하는 이유

이식증의 원인 중 하나로 '실인'을 들 수 있습니다. 실인이란 치매가 일으키는 증상으로, 눈앞의 사물에 대해 인식하지 못하는 것입니다. 시각이나 미각 등의 감각 기능 저하도 이식증의 원인이 됩니다.

실인이나 감각 저하로 인해 붉고 노란 꽃, 나뭇잎, 둥근 비누, 색이 있

치매 당사자의 기분 / 돌보는 이의 기분

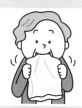

배고파.

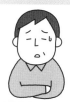

이거 맛있어 보이네.

불안

분노 본인의
감정 불쾌함

(시력 저하로 인해)
○○네, 맛있겠다!

(물체를 오인하고)
색이 너무 예쁘다. 이걸 먹어야지!

음, 이게 뭐였지?
일단 먹어 봐야지.

(음식이라고 생각하고)
왜 먹지 못하게 하는 거지? 기분 나빠!

어!? 그건 음식이 아닌데…….
(놀람, 불안, 걱정, 의문)

가급적 피해야 할 생각

 가급적 주위에
물건을 두지 말아야겠어!

지향해야 할 생각

 몸에 해로운 걸 먹은 건 아닐까?

는 단추나 그릇이 음식으로 보인다든지 눈에 잘 띄는 색상의 물체를 입에 넣어 버리지요. 치매인 사람은 눈에 보이는 곳, 손이 닿는 곳에 있는 물건을 자기도 모르게 만지거나 확인하려는 증상(피영향성의 항진)이 나타나기 쉽습니다. 그런 상황에서는 눈앞에 과자나 귤 등의 간식을 놓아두면 안심하게 됩니다.

음식물이 아닌 것을 먹으려고 할 때에 대한 기본적인 대응법

먹어도 몸에 문제가 없는 것이라면 무엇을 언제 먹는지 관찰해 보세요.

아마 밝고 화려한 색을 띤 것일 겁니다. 이는 실인과 시각의 장애로 인해 나타납니다. 이때 무슨 색을 입에 넣는지, 어디에 두면 먹는지를 잘 파악해 보세요. 그 사람이 아는 것, 이해할 수 있는 색 등을 알면 더 잘 대응할 수 있습니다.

꼭 알아야 할 '음식물이 아닌 것을 먹으려고 할 때' 대응 팁

- 무엇을 입에 넣었는지 확인한다.
- 해가 되는 물건 → 손이 닿지 않는 곳으로 이동한다.
- 해가 되지 않는 물건 → 음식이 아니라고 알려준다.

맛있는 음식이 있으니 같이 드세요!

구체적인 대응 예

○ 지켜볼 수 없는 시간대에는 먹지 못하는 것을 주위에 두지 않는다.
○ 먹을 수 있는 과자나 과일을 곁에 둔다.
✕ 주위에 물건을 전부 치우면 불안을 느끼고 다른 곤란한 행동을 보일 수도 있다.

먹는 것이 몸에 해가 안 된다면 "그건 먹는 음식이 아니에요" 하고 차
분히 알려 주세요. 순순히 납득하는 분도 있습니다. 또는 "여기 맛있는
음식이 있어요. 같이 드세요" 하고 안심하게 만드는 대응법도 있습니다.

단, 입에 넣은 것이 세제나 비누, 건조제, 기저귀 등인 경우에는 생명
이나 건강에 위협이 될 수 있으니 즉시 손이 닿지 않는 곳으로 옮기고
의료 기관에 연락하여 지시에 따르세요.

상황에 맞는 '음식물이 아닌 것을 먹으려고 할 때' 대응법

당사자의 성격과 기분, 배경

● 식사를 해도 포만감이 없다. ● 배가 고프다. ● 식사량이 부족하다.	▶ 식후에 배고픔을 호소한다면 사탕 등을 주어 당분을 느끼게 하세요.
● 기호품(담배, 술)의 제한을 받는다.	▶ 입이 심심해서 그럴 수 있으니, 무알코올 맥주나 차 등을 항시 준비해 두면 좋아요.

당사자를 둘러싼 환경의 영향

● 그릇의 색채나 모양이 헷갈려서 이해하기 힘들다.	▶ 가급적 원색의 밝은색(빨강, 노랑 등)을 이용하세요.
● 늘 무언가 먹는 습관이 있었다. ● 식사를 남기는 것에 죄책감이 있다.	▶ 과식한다면 코스 요리처럼 한 가지씩 제공해 보면 어떨까요?

당사자의 건강으로 인한 영향	
● 탈수 증상이 있다. ● 신체 통증이나 가려움 때문에 가만히 있기 힘들다.	▶ 삼키기 쉬운 젤리 등을 준비하세요. 의자와 식탁의 높이(너무 높거나 너무 낮지 않도록)에 신경을 써 주세요.
● 불안이나 초조함으로 인해 정신적으로 불안정하다.	▶ 혼자 천천히 먹을 수 있게 하세요. 불안이 해소된 후에 즐거운 식사 시간을 가지세요.

음식물이 아닌 것을 먹으려고 할 때

사탕이나 껌, 과일 등을 눈에 잘 보이는 곳에 두세요. 예쁘고 밝은색을 띤 것이라면 시각 장애가 있어도 인지하기 수월해집니다. 함께 먹으면서 대화를 나누면 더 좋아요.

곁에서 지켜보기 어려운 시간대에는 먹을 수 없는 물건은 가까이 두지 않도록 해요. 다만 주위에 물건이 전혀 없으면 차가운 분위기 때문에 다른 곤란한 행동이 나타날 수 있습니다.

수분은 충분히 섭취하고 있는지, 영양의 불균형은 없는지 확인해 보세요. 목이 말라서 무언가를 먹는 건지도 모릅니다.

식사를 너무 많이 하는 과식

알츠하이머형 치매의 경우 기억 장애로 인해 먹었는데도 안 먹은 것으로 생각하고 "나 밥 안 주니?"라는 말을 되풀이하기도 합니다.

전두측두엽 치매는 너무 많이 먹거나 다른 사람의 음식까지 차지하기도 합니다. 그럴 때는 한 번에 모든 음식을 식탁에 올리지 말고 코스 요리처럼 하나씩 내놓으면 어떨까요?

CASE 7 식사를 차렸는데 먹기를 거부할 때

어째서 먹지 않는 걸까?

식사를 차렸는데 먹으려 하지 않는 경우가 있어요. 따뜻한 음식이 식어 버리고, 식탁을 치우지도 못하니 짜증이 나는 상황입니다.

하지만 무서운 얼굴로 빨리 먹도록 재촉한다면 당사자는 식욕을 잃습니다. 그렇다고 즉각 식사를 돕는 일도 생각해볼 문제입니다. 스스로 할 수 있는 일은 직접 하도록 환경 정비와 지원 방법을 고민해 봅시다.

식사 거부가 생기는 이유

치매 증상 중 하나로 손가락에 마비 등의 문제가 없는데도 동작을 하지 못하게 되는 실행이 나타나기도 해요. 이 실행으로 인해 이제껏 아무 생각 없이 하던 먹는 동작을 못하게 되었을 수도 있습니다.

또 시각, 후각, 미각 등의 감각 기능과 식사는 크게 연관되어 있어요. 나이가 들면 많은 분들이 노안이나 백내장을 앓고 있지요. 노안이 오면

114

먹고 싶지 않아…….
이건 먹을 수 있는 건가?

이건 음식이 아니야…….
내가 원하는 대로 먹게 해줘!

불안　　곤혹스러움

짜증　　본인의　　답답함
　　　　감정

젓가락을 어떻게 사용하는지 모르겠다.
(실행)

(백내장 등으로 인해 음식이 보이지 않아)
이건 뭐지? 먹기 싫다.

(음식물이 아닌 것으로 오인하고)
이게 뭐야? 안 먹을래!

내 젓가락이 있을 텐데,
일회용 젓가락으로는 먹기 싫다.

몸 상태가 안 좋아서
입맛이 없는데도 그 말이 안 나오네.

다음 일정도 있고
지금 드시지 않으면 곤란한데…….

가급적 피해야 할 생각

 스스로 드시지 못한다면
먹게끔 도와드려야지.

지향해야 할 생각

 어떻게 하면
스스로 먹을 수 있을까?

가까운 물체가 잘 보이지 않고, 모든 것이 흐릿하게 보입니다. 조명이 어두우면 더 안 보이고 식탁 위의 물체가 무엇인지 알아보기 힘듭니다. 백내장은 시야 전체가 흐려져 색채가 선명하게 보이지 않아요.

치매 초기에는 후각이 둔해진다고 하지요. 냄새를 못 느끼니 눈앞에 있는 음식이 무엇인지 모르는 분도 있습니다. 식사를 할 때는 요리에 대해 설명하는 식으로 둔감해진 시각과 후각을 배려해 보세요.

또 주변의 소리나 빛에 주의를 빼앗기거나 사람의 움직임에 영향을 받기 쉬운 증상(피영향성의 항진)이 나타나기도 합니다. 먹는 데 집중할 수 있는 환경을 만드는 것도 중요해요.

식사 거부에 대한 기본적인 대응법

식사 환경(밝기, 소리, 식탁과 식탁보의 색상, 배치 등), 식기 등의 변경(젓가락을 숟가락으로 바꾸거나, 그릇과 요리의 배치와 색상에 대한 고민), 돋보기 사용, 먹는

꼭 알아야 할 '식사를 차렸는데 먹기를 거부할 때' 대응 팁

- **식사 환경과 먹는 순서를 확인해 보자.**
- **식사 시간의 대화와 속도에 대해 생각해 보자.**

방을 좀 더 밝게 할까요?

같이 먹어요.

구체적인 대응 예

○ 하나씩 동작별로 말을 건다.
○ 젓가락을 숟가락으로 바꾼다.
○ 조명의 밝기와 소리 등을 조정한다.
✕ 즉시 먹는 행위를 돕는다. → 스스로 할 수 있는 일을 잘 가려낸다.

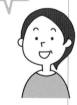

상황에 맞는 '식사를 차렸는데 먹기를 거부할 때' 대응법

당사자의 성격과 기분, 배경

● "빨리 드세요", "열심히 먹어야지요"라는 말이 듣기 싫어서 안 먹는다.	▶ 재촉하면 혼란스러워하고 오히려 행동 판단이 느려지기도 하니, 본인의 속도에 맞춰 주세요.
● 소식하는 타입인데 음식을 많이 차리는 것이 싫어서 먹지 않는다. ● 기존의 식생활과 맞지 않아서 안 먹는다.	▶ 한 번에 다양한 반찬이 올라오면 뭘 먹어야 할지 혼란을 느끼기도 합니다. 먹는 순서가 정해져 있는 분도 있으니 기존의 식생활에 대해 확인하세요.

당사자를 둘러싼 환경의 영향

● 간식을 자주 먹는다. ● 활동량이 적으니 배가 고프지 않아 안 먹는다.	▶ 눈앞에 음식이 있으면 계속 먹는 분, 나이가 들면서 식욕이 떨어지는 분도 있어요. 필요한 칼로리는 사람마다 다릅니다. 부족한 경우에는 보조식으로 보충하세요.
● 음식으로 인식하지 못한다.	▶ 실인으로 인해 젓가락이나 음식물을 인식하지 못하는 경우도 있습니다. 눈앞의 물체가 무엇인지 설명해 주세요.
● 식탁이나 의자의 높이가 맞지 않아 먹는 데 힘이 든다.	▶ 식탁이나 의자의 높이를 맞춰 주세요. 방석이나 쿠션 등을 이용하여 먹기에 편한 자세를 취할 수 있도록 합시다.

당사자의 건강으로 인한 영향

● 의치가 맞지 않는다. ● 구내염이나 충치가 있다. ● 잘 삼키지 못한다.	▶ 매일 양치질 및 틀니 청소(구강 케어)를 하세요. 입 스트레칭은 침 분비를 돕고 식욕도 증진시킵니다.
● 신체 통증이 있다. ● 지쳐 있다. ● 긴장 · 흥분 · 화가 있다. ● 기분이 가라앉아 식욕이 없다.	▶ 슬프거나 괴로운 일이 있을 때, 심신의 상태가 좋지 않을 때는 식욕이 생기지 않아요. 먼저 그런 요인을 해결하세요. 몸 상태와 관련해서는 의사와 상의합시다.

순서와 루틴 등을 확인하세요.

앉아서 먹을 때의 자세도 주의하세요. 의자에 앉을 때 엉덩이를 의자 끝까지 붙이지 않고 허리가 앞으로 나와 있는 자세는 음식을 삼키기가 힘들고 잘못 삼킬 위험이 있습니다.

감각 저하에 대응한다

조명을 밝게 하고, 도수가 맞는 안경을 쓰기만 해도 보이는 양상이 완전히 달라집니다. 백내장이 있으면 색이 분명한 빨갛고 노란 식기와 식재료를 사용하는 것도 중요합니다.

냄새에 둔감한 분이라면 식사를 시작할 때 요리에 대해 설명해 드리면 좋습니다.

식사에 집중할 수 있는 환경을 정비한다

치매 당사자가 먹는 행위에 집중할 수 있는 환경적 배려도 중요해요. 텔레비전 소리가 너무 크거나, 화려한 무늬의 식탁보, 식기 등으로 인해 식사에 집중하지 못할 수도 있으니까요.

치매가 있으면 주위의 영향을 받기 쉬우므로, 가족이 함께 식사를 해야 잘 먹는 분도 많습니다.

또 먹는 순서나 방법에 집착하는 분도 있어요. 기존의 식생활에서 갖고 있던 특징을 이해하고 당사자가 선호하는 식사법을 찾아 보세요. 예를 들면 가장 먼저 된장국을 한입 먹은 후에 본격적으로 식사를 시작하거나, 물을 미리 준비하는 것처럼 말입니다.

하나씩 동작별로 말을 걸자

실행으로 인해 식사를 못하는 경우에는 당사자도 상황에 답답함을 느끼고 짜증이 납니다.

자존심에 상처를 주지 않도록 하나씩 동작별로 말해 주세요. "방은 어둡지 않아요?", "뭐부터 먹을까요?" 하고 스스로 먹을 수 있도록 지원합시다. "급하지 않으니 천천히 드세요" 하고 안심할 수 있도록 말해주는 것도 좋아요.

함께 먹을 때 옆자리가 아닌 앞에 앉아서 먹는 모습을 보여주면 모델링에 따라 직접 드시는 분도 있습니다.

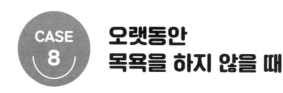

CASE 8 오랫동안 목욕을 하지 않을 때

냄새가 나는데도 목욕을 거부한다

목욕은 청결을 유지하기 위한 중요한 일입니다.

며칠씩 목욕을 하지 않은 상태가 이어지면 점차 냄새가 신경이 쓰이지요. 하지만 본래 자신의 냄새는 알아차리기 힘든 데다, 치매가 있으면 후각이 둔해져 체취를 자각하기 어렵습니다.

당사자는 상관이 없어도 같이 사는 가족으로서는 신경이 쓰이니 어떻게든 목욕을 시키고 싶지요. 어째서 목욕을 거부하는지 우선 그 이유부터 찾아봅시다.

목욕 거부가 생기는 이유

치매로 인해 기억 장애가 생기면 목욕을 했다, 안 했다 등의 사실 자체를 잊어버리거나 기억이 모호해지기도 합니다. 그래서 며칠씩 씻지 않았는데 본인은 '방금 목욕했다'고 여기는 경우도 있습니다. 또 기존의 목욕 습

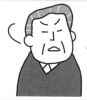

목욕은
하고 싶지 않다!

목욕은 귀찮아…….
/ 나 혼자 하고 싶어.

귀찮음

불쾌함 본인의
감정 부끄러움

(기억 장애의 영향으로)
방금 목욕했잖아.

목욕은 자기 전에 하는 건데,
지금은 하기 싫다.

피곤하니까 지금은 목욕하기 싫다.

다른 사람에게 벗은 몸을 보여주며
목욕하기는 싫어.

목욕을 해야 하는데……,
(짜증, 곤혹스러움, 불쾌함)

가급적 피해야 할 생각

 요즘 전혀 목욕을 안 하셨잖아!
냄새도 나는데 꼭 해야 해!

지향해야 할 생각

◯ 왜 목욕을 안 하려고 할까?

◯ 어떻게 하면 목욕할 마음이 생길까?

관과 맞지 않는 시간에 목욕을 하라고 하니 거부하는 것일지도 몰라요. 아무도 안 만나는데 목욕을 할 필요가 있느냐고 생각하는 사람도 있습니다. 또 누군가에게 벗은 몸을 보이기 싫거나 부끄러운 마음 때문에 거부하기도 하지요. 고령자의 경우에는 목욕을 하며 피로를 느끼기도 합니다.

오랫동안 목욕을 하지 않을 때에 대한 기본적인 대응법

기억 장애로 인한 목욕 거부인 경우, 당사자는 목욕을 한 기억 자체가 가물가물합니다. 그러니 목욕을 했는지 안 했는지 물어도 확실한 답변을 받지 못해요. 또 냄새를 지적하면 자존심에 상처를 주어 말다툼이 생길 수도 있습니다.

지적하거나 억지로 강요하지 말고 스스로 목욕하고 싶도록 하는 방법을 생각합시다.

당사자에게는 분명 목욕을 거부하는 이유가 있어요. 그 이유를 찾은

꼭 알아야 할 '오랫동안 목욕을 하지 않을 때' 대응 팁

- **어떤 이유로 목욕을 거부하는지 찾는다.**
- **당사자가 납득하고 목욕할 이유를 찾는다.**

왜 목욕을 안 하고 싶은 거예요?

내일 ○○ 씨 만나시죠? 목욕하실래요?

구체적인 대응 예

○ 목욕의 빈도와 시간대를 확인한다.
○ 목욕할 때의 피로감을 줄인다.
○ 주간 보호 서비스로 목욕을 할 수 있게 한다.
✕ 냄새가 난다고 지적하거나 억지로 강요하고 토론한다.

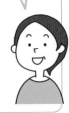

후, 목욕을 해도 되겠다고 여길 만한 상황과 시간, 환경을 찾으면 됩니다.

가령 늘 아침에 목욕하는 습관이 있는 사람도 있거든요. 본인이 선호하는 시간에 목욕을 제안하면 기꺼이 응할지도 모릅니다.

상황에 맞는 '오랫동안 목욕을 하지 않을 때' 대응법

당사자의 성격과 기분, 배경

● 벗은 몸을 보여주는 것이 싫다. ● 더러워진 속옷 등을 누가 보는 것이 싫다. ● 돌보는 사람이 이성이라서 부끄럽다.	▶ 탈의 등 혼자 할 수 있는 일은 스스로 하게 하세요. 동성이 목욕 보조를 하도록 요청하거나, 방문 목욕 서비스를 이용하는 방법도 있습니다.
● 목욕 중에 옷을 도둑맞으리라 생각한다. ● 목욕을 이해하지 못하고, 자신을 어딘가로 데려간다는 것에 불안감이 든다.	▶ 목욕하는 날이나 요일, 시간을 정해두고 여러 번 확인하여 몸과 마음의 준비를 하게끔 도와주세요.
● 보조를 받으면서 목욕하고 싶은 생각은 없다. ● 목욕에 도움을 받는 것이 미안하게 느껴진다.	▶ 억지로 매일 시킬 필요는 없어요. 부분적으로 씻거나 발 등을 닦는 식으로 하는 방법도 있어요.

당사자를 둘러싼 환경의 영향

● 욕실이나 탈의실이 추워서 옷을 벗기 싫다. ● 욕탕 온도가 너무 뜨겁거나 미지근하다.	▶ 특히 추운 날이나 겨울철에는 심근경색, 뇌출혈 등을 피하기 위해 탈의실과 욕실을 따뜻하게 하세요.

당사자의 건강으로 인한 영향

● 문턱을 넘지 못하는 등 목욕을 할 때까지의 동작이 불안하다. ● 허리나 무릎이 아파서 뜨겁게 하고 싶지 않다.	▶ 욕조에 들어가기 쉽도록 손잡이나 문턱을 없애는 돌봄 기구가 있으니 케어 매니저와 상의하세요.
● 낮의 활동으로 인해 피곤하다.	▶ 목욕을 하면 피로감도 발생하니, 억지로 시키지 말고 가볍게 닦거나 족욕만 해도 됩니다.

외출 일정을 잡자

우리는 어떤 사회생활을 하느냐에 따라 매일 행동이 달라져요. 치매가 있어도 마찬가지입니다. 늘 집에만 있고 이웃이나 친구를 만나지 않는다면 옷차림이나 청결에 무관심해지는 것도 어쩌면 당연한 일입니다.

산책, 외식, 친구 만나기 등의 일정이 있다면 목욕을 할 이유가 생기지요.

목욕의 피로감을 줄이자

목욕은 온열 작용으로 혈액 순환을 돕고 긴장을 풀어주는 효과가 있습니다. 일반적으로는 목욕을 하면 개운하다고 생각하는 분들이 많은데, 그렇지 않은 경우도 알아 두세요.

나이가 들면 땀이 나면서 체력이 소모되거나 혈압 상승으로 오히려 피로를 더 느끼고 현기증이 나는 분도 있습니다. 실제로 고령자일수록 목욕 빈도가 줄어든다는 조사 결과도 있습니다.

당사자의 체력에 맞춰 무리하지 않도록 하세요. 청결 유지가 목적이라면 몸을 닦기만 해도 되는 경우도 있습니다.

주간 보호 서비스로 목욕하자

집에서는 목욕을 거부하다가 외출해서나 온천에서는 하는 분도 있어요. 그런 경우에는 '목욕은 주간 보호 서비스를 이용하자'라고 생각해도 됩니다. 일주일 2~3회의 주간 보호 서비스를 이용하여 씻어도 충분히 청결을 유지할 수 있어요.

또 집에서 미끄러운 욕실 탓에 목욕을 하다가 넘어지는 사고도 있습니다. 목욕 보조는 숙련된 전문가에게 부탁하는 편이 안전할 수도 있지 않을까요?

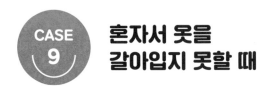

CASE 9 혼자서 옷을 갈아입지 못할 때

왜 똑같은 옷만 입는 거지?

옷을 입거나 갈아입는 행위는 건강과 위생을 유지하는 데 매우 중요하며 매일 행하는 동작입니다.

치매가 있으면 옷을 갈아입지 못하거나 시간이 오래 걸리고 계절에 맞지 않는 옷을 고르는 등의 어려움이 나타납니다. 이전에는 멋쟁이였는데 치매가 생긴 이후로 늘 같은 옷만 입는 분도 많습니다.

그 옷이 마음에 드니 계속 입는 것입니다. 색상이나 디자인뿐만이 아니라 '입기 편하다'는 것도 커다란 요소예요. 소매에 팔을 넣기 편하고, 단추를 잠그기 쉽고, 가볍다는 이유로 마음에 들어 하는 것이지요.

옷을 갈아입지 못하는 이유

옷을 갈아입는 동작은 간단해 보이지만 여러 인지 기능을 필요로 합니다.

동작을 분할해서 생각해 보면 이해하기 쉽습니다. 옷을 갈아입으려면

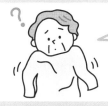

응? 이쪽인가?
왜 옷을 제대로 입기가
어렵지?

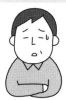

**옷 입는 법을 모르겠다.
/ 내 취향에 맞는 옷이 더 좋은데…….**

곤혹스러움

수치심　　본인의　　불쾌함
　　　　　 감정

음, 소매에 팔을 어떻게 넣더라?

혼자서 옷도 못 갈아입다니…
누가 알려주는 건 싫어.

(준비된 옷을 보고)
내 취향에 맞는 옷을 입고 싶어.

옷 갈아입는 걸 누군가 보는 건 싫어.

아이고, 애가 탄다, 애가 타…….
(짜증, 곤혹스러움, 슬픔)

가급적 피해야 할 생각

 얼른 좀 갈아입으면 좋을 텐데!
내가 직접 갈아입혀 드려야겠어

지향해야 할 생각

 옷을 갈아입는 동작 중에
어디가 어려운 걸까?

127

① 서랍이나 옷장에서 옷을 고르고(기억력, 판단력), ② 속옷, 상의, 하의를 순서대로 입고(실행 기능), ③ 앞뒤를 바꿔 입지 않았는지 확인하며(주의 · 판단력), ④ 단추나 지퍼를 채워야(섬세한 동작) 합니다.

치매가 있다고 이러한 작업을 갑자기 못하게 되는 건 아니에요. 가능한 부분과 불가능한 부분을 파악 후, 불가능한 부분만 도와주면 스스로 옷을 갈아입고 긍정적으로 생활할 수 있습니다.

옷을 갈아입지 못할 때의 기본적인 대응법

혼자 옷을 갈아입지 못한다고 해서 전부 도와주지 말고, 하지 못하는 부분을 파악해 그 부분만 도와주세요.

꼭 알아야 할 '혼자서 옷을 갈아입지 못할 때' 대응 팁

- **당사자가 입기 편한 옷을 준비한다.**
- **옷을 갈아입는 동작 중에서 할 수 있는 부분을 찾는다.**

구체적인 대응 예

○ 옷을 입는 순서대로 놓아둔다.
○ 소매에 표시를 해둔다.
○ 모양이 덜 망가지는 옷을 준비한다.
✕ 옷을 갈아입는 동작 전부를 돕는다. → 할 줄 알던 것도 못하게 된다.

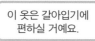

오늘 입을 옷을 준비해 두었어요.

이 옷은 갈아입기에 편하실 거예요.

상황에 맞는 '혼자서 옷을 갈아입지 못할 때' 대응법

당사자의 성격과 기분, 배경

● 억지로 옷을 갈아입힌다고 생각한다. ● 옷을 제대로 못 갈아입어 혼이 난 경험이 있다. ● 부끄럽다.	▶ 재촉하면 초조함과 혼란을 느껴서 할 수 있던 것도 못하거나 실수하기도 해요. 스스로 좋아하는 옷을 골라 입는 일은 중요합니다. 처음에는 서랍에 무엇이 들었는지 적어 혼란을 방지해 주세요. 속옷과 옷을 입는 순서대로 놔두면 실수 없이 입는 데 도움이 됩니다.
● 옷은 늘 목욕한 후에 갈아입었다. ● 원래 옷을 잘 갈아입지 않는 사람이었다.	▶ 옷을 갈아입는 빈도, 선호하는 옷의 특징을 확인하세요. 함께 쇼핑하는 것도 좋습니다.

당사자를 둘러싼 환경의 영향

● 추워서 옷을 갈아입기가 망설여진다.	▶ 사람마다 기온 감각이 다릅니다. 전기난로 등은 안전성을 확인하고 항시 준비해 두세요.
● 밤낮의 구별이 안 되어 언제 옷을 갈아입어야 할지 모르겠다.	▶ 시간·공간 지남력 장애로 인해 밤낮의 감각이 약해질 수 있습니다. 일정을 정해 규칙적인 감각에 따라 행동하게끔 하세요. 외출을 통해 생활의 리듬을 되찾는 방법도 있어요.

당사자의 건강으로 인한 영향

● 약물의 영향으로 멍해져 옷을 갈아입지 못한다.	▶ 약로 인한 '섬망'도 생각해볼 수 있습니다. 복용하는 약의 종류를 확인하세요.
● 의복을 바르게 갈아입는 동작이 불가능하다.	▶ 치매의 증상(실행)으로 옷의 앞뒤, 위아래, 형태 등을 모르는 상황입니다. 앞에 단추나 매직테이프가 있는 옷으로 바꾸거나, 옷을 갈아입는 동작을 도와주세요.

입을 옷을 미리 준비해 둔다

기억 장애로 인해 옷을 넣어둔 장소를 잊어버리기도 합니다.

그럴 때는 가족이 그날 입을 옷을 미리 꺼내 두면 좋아요. 이때 입는 순서에 맞춰 놓아 두세요. 위에서부터 속옷, 바지, 상의의 순서로 당사자가 입는 순서에 맞추면 되겠지요. 또는 옷걸이에 걸어 두어 눈에 잘 띄게 하는 방법도 있습니다.

옷 입는 법을 알기 쉽게 표시한다

스웨터와 같은 부드러운 옷은 앞뒤나 소매를 구분하기 어렵습니다.

이런 옷은 입기 쉽게 표시를 해 두세요. 옷 안쪽의 팔을 넣는 부분은 구분하기 어려우니 다른 색의 천을 덧대면 쉽게 알아볼 수 있어요.

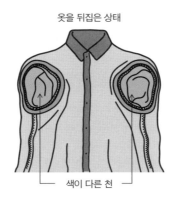

옷을 뒤집은 상태

색이 다른 천

입기 편한 옷 고른다

섬세한 손동작이 어려워지면 단추를 잠그거나 지퍼를 채우는 일이 어렵게 느껴집니다. 또 단추나 지퍼를 잘못 채우기도 하지요. 이런 경우에는 단추는 스냅 단추로, 지퍼는 매직테이프로 바꾸세요.

실행 기능 장애(목적하는 행동을 순서에 맞게 하기 어려움)로 인해 옷을 입는 순서나 앞뒤를 구분하기 힘든 사람도 있습니다.

옷의 앞뒤 구분이 어렵다면 앞에 단추나 지퍼가 있는 옷을 고르세요.

옷을 입을 때는 상의인지 하의인지, 앞뒤가 바른지를 확인해야 합니다. 상하 의복의 색상을 다르게 하면 주의할 수 있습니다. 그리고 옷은 밝을수록 입기에 더 수월합니다.

배변, 배뇨
실수를 할 때

아무 곳에 소변을 본다

치매인 사람은 화장실이 아닌 곳에서 볼일을 보기도 해요.

　너무 놀라고 뒤처리도 힘들지만, 당사자를 탓해본들 상황은 달라지지 않습니다. 본인에게도 거기서 배설하게 된 나름의 이유가 있고, 결코 가족을 힘들게 만들려고 하는 행동은 아니에요.

배변, 배뇨 실수를 하는 이유

배설 실수에는 여러 유형이 있습니다. 배설을 위한 동작별로 생각해 봅시다. 배설을 위해서는 ① 요의를 느낀다, ② 화장실에 간다, ③ 화장실 문을 연다, ④ 바지를 내린다, ⑤ 용변을 본다, ⑥ 닦는 등의 뒤처리를 한다, ⑦ 물을 내린다, ⑧ 바지를 올린다, ⑨ 화장실 문을 닫는다. 이렇게 일련의 동작이 필요합니다.

　시간·공간 지남력 장애가 있으면 화장실의 위치를 알지 못합니다. 실

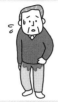

화장실이 어디지…?
벌써 소변이 새어버렸네.

아, 그걸 참아야 했는데. 창피하다.

슬픔   곤혹스러움

수치심   본인의
          감정   초조함

화장실이 어디 있었더라?

화장실까지는 왔는데
옷을 벗기 전에 그만…….

(방광의 기능 저하로 인해)
아, 참아야 했는데…….

실수했다고 다들 뭐라고 하겠지?
창피하다.

이것 참 난감하네…….
(놀람, 슬픔, 혐오감)

가급적 피해야 할 생각

 더러워!
어째서 대소변도 못 가리는 거지!

지향해야 할 생각

 어째서 화장실까지 못 간 걸까?

행 기능 장애나 주의력 장애(이해·판단력), 실행이 있으면 닦기와 옷을 벗고 입기, 물을 내리는 시점에서는 실수가 생기기 쉽지요.

또 나이가 들면 방광의 기능 저하(전립선 비대증, 골반저근군의 근력 저하 등)로 인해 요의를 참기가 어려워집니다.

배변, 배뇨 실수에 대한 기본적인 대응법

배설은 인간의 존엄에 관계되는 가장 민감한 행위입니다. 실수를 탓하지 말고 수치심을 느끼지 않도록 대응합시다.

실수한 것을 지적하거나 즉시 기저귀를 사용하려고 하면 신뢰 관계가 무너져 돌봄 거부나 망상, 공격적인 언동으로 이어질 우려가 있어요.

어째서 배설 실수가 생기는지 잘 관찰하여 원인을 찾으세요. 그러면 당사자가 할 수 있는 것과 그렇지 못한 것을 알 수 있습니다. 못하는 부분만 가족이 도와주고, 할 수 있는 것은 가급적 스스로 해내도록 지원해야 합니다.

꼭 알아야 할 '배변, 배뇨 실수를 할 때' 대응 팁

- 어떤 실수가 있는지 관찰한다.
- 화장실에 가고 싶을 때 알려 달라고 한다.

구체적인 대응 예

○ 화장실 위치를 알아보기 쉽게 한다.
○ 당사자가 못하는 부분만 도와준다.
○ 배설 기록을 한다.
✕ 실수를 탓한다.
✕ 당장 기저귀를 차자고 한다.

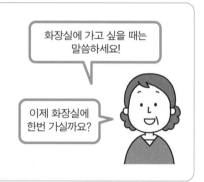

화장실에 가고 싶을 때는 말씀하세요!

이제 화장실에 한번 가실까요?

상황에 맞는 '배변, 배뇨 실수를 할 때' 대응법

당사자의 성격과 기분, 배경

● 배설에 관한 소통이 정신적인 부담이나 굴욕감을 준다. ● 화장실 유도에 대해 피로감, 권태감, 혐오감이 있다.	▶ 쉬, 똥 등의 직접적인 표현은 본인에게 수치심을 줄 뿐 아니라, 무시당하는 기분마저 느끼게 합니다. 용변을 본다거나 화장실 등 언어 표현을 잘 선택하세요.

당사자를 둘러싼 환경의 영향

● 화장실까지 거리가 멀어서 가기가 귀찮다.	▶ 갑자기 요의가 느껴져 소변이 새는(절박성 요실금) 경우에는 가급적 화장실이 가까운 방에서 생활하도록 해 주세요. 화장실 문을 쉽게 열 수 있도록 바꾸고, 화장실까지 가는 동안 조명이 적당한지, 장애물은 없는지, 의지하고 걸 만한 손잡이가 있는지 살펴보고 개선해 봅시다.
● 화장실이 춥다, 덥다. ● 예전에 화장실에서 넘어져서 아팠던 경험이 있다. ● 냄새가 나고 변기가 더러워서 불쾌했던 경험이 있다.	▶ 화장실이 좁거나 추우면 바지를 벗는 데 힘이 듭니다. 화장실 환경의 개선 등 일부 리폼에 대해서는 요양 보험을 이용할 수 있어요 (CHAPTER 2 Case 8 참조).

당사자의 건강으로 인한 영향

● 방광염 등으로 배뇨 횟수가 늘었다. ● 방광염 등의 통증이 있다. ● 변비 등 복부의 불쾌함이 있다.	▶ 야간 빈뇨는 돌봄자에게 큰 부담이 됩니다 (그렇다고 해도 수분 보충은 중요해요). 화장실에 가고 싶으면 가족을 깨우도록 하거나, 야간에는 휴대용 변기를 사용하게 하는 방법도 있습니다.
● 불면 등으로 인한 현기증 때문에 화장실까지 못 간다.	▶ 방에서 화장실까지 이동할 때 조명이 어두우면 밤에 넘어질 수 있습니다. 센서가 달린 보조등을 이용해 밝게 해 주세요.

화장실 위치를 알기 쉽게한다

시간·공간 지남력 장애는 장소를 알지 못하고 길을 잃는 원인이 되는데, 이 증상은 집에서도 나타납니다. 화장실의 위치를 못 찾아서 용변 실수를 하거나 타이밍을 놓치고 실금하게 되기도 해요.

특히 야간에는 장소를 알기 힘드니 화장실에 불을 켜두거나 복도에 보조등을 달아두는 것이 좋습니다.

또 침실이나 거실에서부터 화장실이 먼 경우에는 침실 위치를 화장실 가까운 곳으로 바꾸는 것도 방법입니다.

화장실 문이 슬라이드식인 경우에는 어떻게 열어야 할지 모를 때가 있습니다. 문손잡이를 쥐는 타입으로 바꾸면 보다 열기 수월해집니다.

화장실 상태와 옷을 확인한다

화장실에 들어가면 바지를 내려야 합니다. 이 동작을 하지 못하면 용변 실수를 하게 되지요. 입고 벗기가 쉬운 바지를 입었는지 확인하세요.

또 용변을 볼 때 변기 뚜껑을 올려야 하는데 양식 변기의 경우 뚜껑과 변좌가 모두 흰색이라 구분하지 못하고 뚜껑을 닫은 채로 볼일을 보는 분도 있습니다. 이때는 뚜껑 색을 바꾸거나 자동 개폐되는 타입으로 변경하는 것도 고민해야 합니다.

용변을 본 후에 국부를 닦는 동작을 하지 못하는 분에게는 배설 도움이 필요하니, 화장실에 함께 가서 지켜봐 드리세요. 그렇다고 계속 지켜보면 부끄러워서 요의를 참게 되니, 당사자가 못하는 부분만 도우면 됩니다.

배설 빈도와 시간을 기록한다

언어 표현이 힘들어서 요의나 변의를 제대로 전달하지 못하는 분도 있습니다.

배설 간격이나 빈도, 양, 수분 섭취량 등을 기록하고 요의와 변의 리듬을 파악하면 사전에 먼저 가족이 화장실에 가자고 할 수 있고, 돌봄이 수월해집니다.

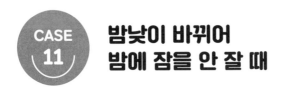

밤낮이 바뀌어
밤에 잠을 안 잘 때

CASE
11

밤에 잠을 안 자면 모두가 못 잔다

치매 당사자가 밤낮이 바뀌어 밤에 잠을 안 자면 가족은 숙면을 취할 수 없습니다.

특히 레비소체형 치매인 경우, 얕은 수면에 든 상태(렘수면)에서 꾼 꿈의 행동이 그대로 현실화되기도 해요. 가령 큰 소리로 잠꼬대를 하거나 갑자기 일어나 소란을 피우기도 하지요.

밤낮이 바뀌면 돌봄자의 부담이 커지므로 꼭 대책을 세워야 합니다.

밤낮이 뒤바뀐 이유

밤낮이 바뀐 이유에는 야간의 수면이 얕아서 낮에 졸고 이로 인해 또 밤에는 더 얕게 자는 악순환이 자리하고 있습니다.

밤에 잠을 얕게 자는 이유는 나이가 든 영향 및 치매로 인해 수면 상태를 유도하는 호르몬인 멜라토닌 분비가 감소하기 때문이라고 생각되

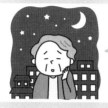

외출해야지.
누구 나랑 같이 가게
일어나라!

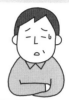

어째서 아무도 없지?

불안

곤혹스러움 본인의
감정 초조

(낮이라고 착각하고)
오늘 할 일을 해야지.

요즘은 자는 시간도 일어나는 시간도
다들 제각각이군.

(레비소체형 치매의 영향으로)
꿈속의 행동을 해버린다.

(원래 올빼미형 생활을 해왔기 때문에)
밤에 산책이라도 가야지.

진짜 피곤하다…….
(곤혹스러움, 짜증, 피로감)

가급적 피해야 할 생각

 밤에는 무조건 자세요!

↓

지향해야 할 생각

 밤낮을 잘 구분하게끔
생활 리듬을 바꿔야겠어!

어요. 또 시간·공간 지남력 장애 때문에 밤과 낮 시간대의 감각이 없어진 경우도 있지요.

이를 조금이라도 개선하려면 수면의 질을 높이고 생활 리듬을 정비해야 합니다.

밤낮이 바뀌어 밤에 잠을 안 잘 때에 대한 기본적인 대응법

우선 밤에 자지 못해서 힘들지 않은지 당사자에게 물어 보세요. 낮이나 저녁에 자서 수면 시간은 충분하다면 생활 리듬을 살짝 바꾸는 대응을 생각해 봅시다. 바깥 활동을 통해 햇볕을 쬐고, 산책 등 가벼운 운동을 하면 생활 리듬이 많이 개선된다고 해요. 잘 못 자서 힘들다면 불면증일지도 모르니, 의사와 상의해 보세요.

꼭 알아야 할 '밤낮이 바뀌어 밤에 잠을 안 잘 때' 대응 팁

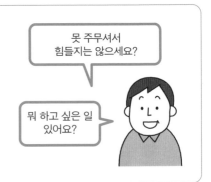

- 밤에 자지 않아도 힘들지 않은지 물어본다.
- 낮에 하고 싶은 일들을 자세히 알아본다.

구체적인 대응 예

○ 밤낮을 잘 구분하도록 생활 리듬을 만든다.
○ 낮 시간대의 활동을 늘린다.
○ 수면제 복용을 검토한다(의사와 상의).
✕ 수면을 강요한다.
✕ 즉시 수면제를 사용한다.

못 주무셔서 힘들지는 않으세요?

뭐 하고 싶은 일 있어요?

상황에 맞는 '밤낮이 바뀌어 밤에 잠을 안 잘 때' 대응법

당사자의 성격과 기분, 배경

● 무언가 신경이 쓰여서 잠이 오지 않는다. ● 자신이 어디 있는지 몰라서 불안해 잠을 못 이룬다.	▶ 당사자에게 불안의 요인을 묻고 해결의 실마리를 찾읍시다. 레비소체형 치매로 인한 환시나 착시가 나타난 경우에는 해당 요인을 제거하세요.
● 무언가 흥분할 만한 사건이 있었다.	▶ 신경 쓰이는 점에 대해 물어 보세요. 누구나 짜증이 나면 잠을 잘 못 이룹니다. 억지로 자지 않고 기분을 전환하는 시간도 중요해요.
● 하의가 젖어서 찝찝하다.	▶ 젖은 옷은 바로 갈아입혀 주세요. 야간에만 재활 팬티나 요실금 팬티를 이용하는 것도 하나의 방법입니다.
● 본인의 능력에 맞는 활동이 부족해서 적절한 피로감이 없다.	▶ 낮의 활동 시간이나 외출 시간을 늘려 보세요.

당사자를 둘러싼 환경의 영향

● 예전부터 올빼미형으로 늦게까지 깨어 있었다.	▶ 기존의 생활 습관을 가급적 존중하세요.
● 원래 수면 시간이 짧다.	▶ 나이가 들면서 수면이 얕아지고, 조각 잠을 자게 됩니다. 누워 있거나 텔레비전을 보다가 잠드는 분도 있어요.

당사자의 건강으로 인한 영향

● 통증이 있어서 잠을 못 이룬다. ● 변비 때문에 복부에 불편함이 있어 못 잔다. ● 가려워서 잠을 못 이룬다. ● 코가 막혀서 잠을 못 잔다.	▶ 불편을 해소하는 것이 먼저입니다. 상황을 메모하여 의사와 상의하여 개선해 보세요.

낮에 외출한다

낮 시간대에 졸음을 억제하면 밤에 잠이 드는 데 도움이 됩니다. 햇볕을 쬐면 멜라토닌 분비가 억제되니 낮잠도 덜 자게 되지요. 또 적당한 운동도 중요합니다.

그렇다고 억지로 외출을 강요하지는 말고, 산책을 일과로 넣거나 좋아하는 곳으로 외출하면 어떨까 싶어요. 꽃과 하늘, 경치 등 자연을 즐기면 산책도 덜 힘듭니다. 즐겨 찾을 만한 곳을 만들거나 식물을 키우면서 밖에 나가는 기회를 만들어 보세요.

생활 리듬을 정비한다

생활 리듬을 만들면 체내 시계가 자리를 잡습니다. 예를 들어 식사 시간이나 아침 메뉴를 어느 정도 정해두기, 목욕 시간, 신문 찾아오기, 커튼 여닫기, 양치 및 세안 시간과 방법을 루틴화하세요. 그러면 잠자리에 드는 시간도 대략 정해집니다. 루틴을 통해 일상생활의 리듬을 되찾게 해 주세요.

그러면 시간·공간 지남력 장애로 낮과 밤 시간대의 감각이 약해진 사람에게도 좋은 대응법이 될 겁니다.

수면 환경을 재정비한다

잠이 들기 쉽도록 취침 환경을 정비하는 것도 중요해요. 너무 어두우면 불안을 느끼는 분도 있어요. 방의 온도가 적절한지, 너무 건조하지는 않은지, 이불의 무게는 적당한지 등을 확인합시다. 취침 전에 족욕이나 목욕을 하여 몸을 따뜻하게 하면 잠이 더 잘 듭니다. 이불이 너무 차가워도 잠드는 것을 방해하므로 사전에 따뜻하게 데워주면 좋습니다.

수면제도 검토해 보자

수면제는 활동성을 저하시키거나 섬망을 일으키기도 해요. 멜라닌 작용을 도와 밤에 수면을 개선하는 약도 있으니, 적절한 치료법에 대해 의사와 상의하세요.

레비소체형 치매인 경우에 벽이나 천장의 모양, 방의 장식이 사람이나 벌레처럼 보여서(착시) 공포심에 잠을 이루지 못하는 사람도 있으니, 방의 환경을 확인합시다(CHAPTER 3 Case 15 참조).

CASE 12 · 우울해하면서 멍하니 있을 때

아무것도 안 하고 멍하니 있다

치매(특히 혈관성 치매)의 경우 의욕이 저하되는 경우가 자주 발생합니다. 예전부터 해온 취미나 일과를 하지 않거나, 무슨 일이든 주저하고 겁부터 내거나, 아예 무관심해지거나, 기분이 가라앉아서 의욕이 안 나는 것은 우울 증상이라고 할 수 있습니다.

그런 모습을 보면 가족도 애가 타고 활동량이 줄어 치매가 더 심해지지는 않을까 걱정이 들지요.

어째서 의욕이 저하되는지 당사자의 상태를 확인해 보세요.

의욕이 저하되는 이유

의욕이 저하되는 이유 중 하나는 치매 증상으로 인해 큰 스트레스를 느끼기 때문입니다. 자기 생각대로 하지 못하고, 이해받지 못한다는 고립감, 기억과 능력을 잃어가는 데서 오는 상실감이 있지요.

손가락 하나 까딱하기도 싫다.

불안

상실감   본인의 감정   고독함

어떻게 해도 뭘 할 마음이 안 생기네.

어차피 잘하지도 못할 거고,
취미를 계속하기는 힘들겠지.

치매라는 게 알려지는 것도 싫고,
친구를 만나기도 싫어.

내가 괜히 일을 벌여서
누군가가 힘들어지는 건 싫다.

요즘 기운이 없어 보여서 걱정이네.
(걱정, 불안, 슬픔, 곤혹스러움)

가급적 피해야 할 생각

 조용히 지내주니 얼마나 다행이야,
그냥 저대로 둬야지.

지향해야 할 생각

 왜 의욕이 없어지신 거지?

 새로운 역할을 제안해볼 수 있을까?

이사 등의 큰 환경 변화에 적응하지 못하기도 하고, 소리나 빛 때문에 불편을 느낄지도 몰라요.

또 감각 기능(시각이나 청각 등)의 저하로 대화를 잘 이어가지 못하니 이야기를 나눌 기회가 줄어든 탓도 있겠습니다.

그 밖에도 내분비계에 이상이 있거나 몸 상태가 좋지 않아서 그럴 수 있어요.

우울감에 대한 기본적인 대응법

우선은 당사자의 상태를 이해하고자 노력합시다. 이해하는 태도를 보여 드리기 위해 곁에 있어 드리기, 손잡아 드리기, 친절하게 이야기 들어 드리기 등의 소통을 시도하세요. 당사자가 아는 것, 할 수 있는 것을 파악해서 새로운 역할을 부여하거나 타인과 교류할 수 있도록 해 주세요. 당사자가 불안을 느끼지 않도록 환경도 정비합시다.

꼭 알아야 할 '우울해하면서 멍하니 있을 때' 대응 팁

• **이해하려는 자세를 보인다.**
• **곁에 있어 드리기, 손잡아 드리기, 이야기 들어 드리기.**

구체적인 대응 예

○ 보이는 곳, 눈높이에 맞춰 대화한다.
○ 마음 편하게 지내는지 생각해 본다.
○ 역할과 교류, 활동을 늘린다.
✕ 사람들과의 교류를 피한다.
✕ 당사자가 원하지 않는 활동을 강요한다.

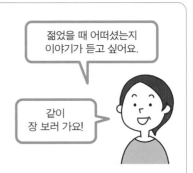

젊었을 때 어떠셨는지 이야기가 듣고 싶어요.

같이 장 보러 가요!

상황에 맞는 '우울해하면서 멍하니 있을 때' 대응법

당사자의 성격과 기분, 배경

● 의욕을 끌어낼 물품이 가까이 없다. ● 낯선 것이 많아 불안이 높다.	▶ 손이 닿는 곳, 잘 보이는 곳에 당사자가 좋아하는 물건, 익숙한 물건을 두어 행동하려는 계기를 만듭시다.
● 자신에게 맞는 대응(타이밍, 속도)이 이루어지지 않는다. ● 자신의 속도에 맞지 않는다고 느낀다.	▶ 지시나 주의만 계속 들으면 스스로 생각하지 못하게 됩니다(학습성 무기력). 본인이 하고 싶어 하는 것을 할 수 있도록 기다려 주는 자세가 중요해요. 문자뿐만 아니라 사진과 삽화, 인형 등으로 보여 주는 것도 효과적입니다.
● 실수할 것 같다는 두려운 마음이 든다.	▶ 아무래도 실수하는 일이 많겠지만, 그래도 스스로 해내고 싶다는 마음은 자존감으로 이어집니다. '실수해도 괜찮다'는 마음으로 대하세요.

당사자를 둘러싼 환경의 영향

● 슬프고 외롭다. ● 모르는 일이 너무 많다. ● 체념하는 마음이 크다. ● 병이 앞으로 어떻게 될지 불안하다.	▶ 상실하는 것이 늘어나면 슬픔을 느끼기 쉬워요. 감사하는 마음과 할 수 있는 일을 소중히 여기고 의식적으로 "감사하다"고 말해봅시다.

당사자의 건강으로 인한 영향

● 약 때문에 멍하고 의욕이 없다. ● 신체 통증, 변비와 불면, 탈수 등으로 의욕 상실 상태다.	▶ 상황을 확인하고 메모했다가 의사와 상의하세요.

같은 눈높이에서 말 걸기

의사소통의 기본은 이야기하고 싶고, 이해하고 싶다는 마음을 상대에게 전달하는 것입니다.

그래서 상대방이 보이는 곳에서, 같은 눈높이로 말을 걸어야 해요. 뒤에서 혹은 옆에서 말하면 누구에게 말하는지, 어디서 소리가 들리는지 몰라서 불안만 가중시키거든요.

또 이야기 내용이 잘 전달되는지도 신경을 씁시다. 시력이나 청력이 좋지 않으면 아무래도 의사소통이 어려워지지요. 시력에 맞는 안경을 쓰고 있는지, 청력을 보완하는 보청기 등을 사용하는지 확인해 보세요.

편안한 마음으로 지내는지 생각해 보기

치매인 사람이 지내는 방의 환경을 재점검하세요. 당사자에게 텔레비전 소리가 너무 크거나, 방의 조명이 너무 밝거나 어두우면 편안하게 지내지 못할 수 있어요.

또 너무 삭막한 분위기에서는 마음이 진정되기는커녕 불안만 커집니다. 손이 닿는 곳에 익숙한 물건(사진 등의 소중한 물품)을 두어 외로움을 줄여 주고, 가구 배치에도 신경을 씁시다.

역할과 교류, 활동 늘리기

고령기에 접어들면 가족이나 친구, 역할과 일을 잃어버리는 경우가 많아요. 치매가 있으면 더 그렇지요(예: 혼자 마음대로 사용하는 돈, 자유로운 외출, 좋아하는 것 먹기 등). 치매 당사자도 이를 잘 알고 있습니다.

그러니 치매가 있어도 새로운 역할을 갖거나 새로운 활동을 시작하고, 친구와 만나는 기회를 만들어야 해요. 외출을 주저한다면 우선은 영상통화를 통해서라도 교류하면 됩니다.

각 지역에는 치매인 사람이 참여할 수 있는 사회적 자원이 준비되어 있으니 꼭 이용해 보세요. 치매 카페, 당사자 미팅 등의 모임도 있고 치매 대응형 주간 보호 서비스도 있습니다.

CASE 13

집 안을
이리저리 서성일 때

자꾸 서성거리니 신경이 쓰인다

치매가 있는 사람은 집 안을 이리저리 돌아다니기도 해요. 잘 지켜보지
않으면 밖으로 나가 길을 잃기도 하니 걱정이지요. 또 계속 서성이면 가
족들도 신경이 쓰입니다.

　하지만 많은 경우에 당사자에게는 서성이는 목적과 이유가 있습니다.
그 이유를 알면 효과적인 대응도 가능하겠지요.

배회하는 이유

치매에 의한 기억 장애나 시간·공간 지남력 장애로 지금 있는 장소와
가려는 장소를 모르고 방황하고 있을 가능성이 있습니다. 또 실행 기능
장애가 있으면 목적(예: 쇼핑하러 가기)을 달성하려고 해도 어떻게 행동하
면 될지 몰라서 곤란한 상태일 수 있어요.

　또 딱히 목적이 없는 경우도 있습니다. 같은 행동을 반복하는(상동 행

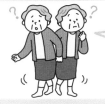

어, 어디였더라……?

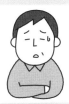

| 다른 방에 가고 싶다. / 여기 있고 싶지 않다. | 신경도 쓰이고 이제 그만하면 좋겠다. (걱정, 불안, 짜증, 곤혹스러움) |

불안

헤맴 **본인의 감정** **위화감**

지금 내가 어디에 있는 거지?

세면대에 가려는데 어떻게 가면 되지?

여기 있기는 싫다, 더 안심할 수 있는 곳에 가고 싶어.

이 방에 누군가 있는 것 같아.

가급적 피해야 할 생각

 이리저리 서성거리니 거슬리네, 못 하게 해야지!

지향해야 할 생각

 어째서 저렇게 배회할까? 이야기를 들어보자!

동) 치매 증상이 있거든요. 당사자는 그 행동을 함으로써 안심하고 있는 겁니다. 반면에 있기 불편해서 서성거리며 배회하는 경우도 있습니다.

배회에 대한 기본적인 대응법

우선은 본인에게 '뭘 하고 싶은지', '어디에 가고 싶은지' 물어 보세요. 그러면 '집에 가고 싶다'라거나 '산책하고 싶다'라고 말로 표현하기도 합니다. 말로 하지 않더라도 행동으로 수도꼭지를 비틀거나 방을 하나씩 살펴보고, 창밖을 바라보는 행동을 반복하기도 해요. 그런 행동의 원인을 생각해 봅시다. 이유를 찾으려면 감정도 함께 생각해 봐야 합니다. 예를 들어 집이 걱정된다는 불안, 수도꼭지에서 물이 흘러넘치지 않을지 걱정하는 마음, 방에 이상은 없는지에 대한 불안과 경계하는 마음이 자리하고 있는지도 모르지요.

중요한 건 그런 마음을 수용하는 것입니다. 서성이는 행동을 막기보다

꼭 알아야 할 '집 안을 이리저리 서성일 때' 대응 팁

- **무엇이 하고 싶은지 목적을 묻는다.**
- **건강 상태를 확인한다.**

구체적인 대응 예

○ 당사자의 생각을 묻는다.
○ 넘어지거나 부딪히지 않도록 안전하게 움직일 수 있는 환경을 만든다.
○ 건강 상태를 확인한다.
✕ 행동을 억지로 금지한다.

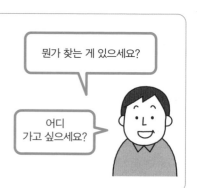

뭔가 찾는 게 있으세요?

어디 가고 싶으세요?

는 이야기를 듣는 시간을 가지는 것이 우선이라 생각합시다. 억지로 행동을 막으면 오히려 문제가 깊어질 수도 있습니다.

상황에 맞는 '집 안을 이리저리 서성일 때' 대응법

당사자의 성격과 기분, 배경

● 바쁘게 움직이는 걸 좋아하는 성격이었다.	▶ 가족 내에서 역할을 부여하세요. 식물이나 채소 기르기 등도 좋아요.
● 일을 하러 가야 한다고 느낀다.	▶ 주간 보호 서비스에 이 사실을 전달하고 일이나 역할을 만들어 달라고 하세요.
● 외출하고 싶고, 운동하고 싶다.	▶ 시간·공간 지남력 장애가 없다면 혼자서 산책할 수 있습니다. 넘어지지 않도록 주민들에게도 잘 살펴봐 달라고 부탁하세요.

당사자를 둘러싼 환경의 영향

● 안정되는 곳이 아닌 낯선 곳이라고 느낀다.	▶ 익숙한 환경을 만들어 주세요. 추억의 사진, 익숙한 가구와 물건 등을 가까운 곳에 두세요.
● 아는 사람이 없다고 느낀다.	▶ 시간·공간 지남력 장애로 인해 가족이 누구인지 모를 수도 있어요. 알려주려고 하지 말고 나쁜 사람이 아니라고 여기게끔 새로운 신뢰 관계를 구축하세요.

당사자의 건강으로 인한 영향

● 몸 상태가 생각만큼 좋지 않다, 통증이 있다.	▶ 몸의 불편 사항을 말하지 못하거나 제대로 설명하기 어려운지도 모릅니다. 무엇이 불편한지 확인해 보세요.

원인이 되는 감정을 해소한다

배회하는 이유를 묻고 함께 행동하는 것만으로 안심이 되는 사람도 있습니다. 하지만 대부분은 이유가 해결되지 않으면 안심하지 못하고, 몇 번이고 같은 행동을 반복하지요.

이런 행동을 일으키는 불안과 경계심을 해소시켜주는 것이 중요합니다. 구체적으로는 '집에 가고 싶다'라고 한다면 왜 가고 싶은지, 무엇이 걱정되는지 거듭 묻고 당사자의 마음에 공감해 주세요. 당장 해결되지 않더라도 이해해 주는 사람의 존재를 느끼게 해 주세요.

그리고 집 안을 살펴보는 것이라면 함께 살펴보세요. 몇 번 확인 작업을 하면 안심할 수 있을 겁니다.

그리고 화장실이나 세면대에 가는 등의 분명한 목적이 있는 경우에는 게시물 등을 이용해 알아보기 쉬운 환경을 만들어 주세요.

안전하게 움직일 수 있는 환경을 만든다

당사자의 마음을 배려하지 않고 배회하는 행동을 일방적으로 막으면 신뢰 관계가 무너지고 피해망상이나 폭력이 나타나기도 합니다.

단순히 돌아다니면서 안심한다면 막지 말고, 이리저리 다녀도 다치지 않도록 안전한 환경을 만드는 것이 먼저 아닐까요? 예를 들면 바닥에 물건이 떨어져 있지는 않은지, 계단이 위험하지는 않은지를 확인하고 안전부터 확보합시다.

건강과 몸 상태를 확인한다

신체 통증, 변비, 탈수, 가려움, 약물 등으로 인해 앉지도 서지도 못하고 돌아다니는 분도 있습니다. 몸 상태를 확인하고 만약 불편한 부분이 있다면 의사나 간호사와 상의하세요.

CASE 14

외출 후
집을 찾지 못할 때

외출을 둘러싼 생각 차이

치매 초기부터 쇼핑이나 산책을 나서면 귀가하지 못하고 길을 잃는 분이 있습니다. 경찰서에서 보호하고 있다는 연락이 오면 가족들은 24시간 눈을 떼지 못하게 되지요. 그래도 본인은 외출하려고 하다 보니 막으려는 가족과 싸움이 나는 것입니다. 우선은 왜 나가고 싶은지를 확인해 보는 것이 중요합니다.

길을 잃어버리는 이유

알츠하이머형 치매 초기부터 나타나는 증상으로, 시간·공간 지남력 장애(지금 어디에 있는지 모름)나 기억 장애(건물이나 표시를 잊어버림)가 있습니다.

치매 당사자는 "골목 끝에서 돌았더니 길을 모르겠더라", "화장실에서 나왔는데 어디가 어딘지 모르겠다"라고 합니다. 상상만 해도 무서운 일입니다. 외출해서 볼일을 보고 집에 가려는데 시간·공간 지남력 장애

치매 당사자의 기분 / 돌보는 이의 기분

> 산책도 할 겸 저녁거리 좀 사러 가야지…….

> 응? 내가 지금 어디에 있는 거지?

외출하고 싶다.

초조함

불안

본인의 감정

의무감

낯선 곳이다.
내가 있는 여기가 어디지?

무슨 역에서 내리면 되더라?

어떤 표지판을 보면 되지?
이것저것 많아서 머리에 안 들어오네!

내가 어디에 가려고 했던 거지?

외출하지 않았으면…….

가급적 피해야 할 생각

✕ 멋대로 외출하지 못하도록 열쇠로 잠가둬야겠어.

✕ 밖에 나가면 어차피 모두에게 민폐만 끼치는데 집에 계시게 해야지.

⬇

지향해야 할 생각

 배회감지기(GPS), SOS 네트워크 등의 서비스를 활용하자!

 주민들에게 상황을 알려서 안심하고 외출할 수 있도록 해야겠어.

나 기억 장애로 인해 주위 건물이나 환경이 바뀌면 자신이 어디에 있는지 모르게 되니 길을 잃는 것이지요. 또 전철이나 버스를 탈 수는 있어도 하차할 역을 모르는 사람도 있어요. 주위의 경치를 바라보다가 그만 내리는 것을 잊어버리기도 하고요. 치매가 있으면 필요한 곳에 주의를 기울인다거나 여러 가지를 동시에 신경 쓰기가 어렵습니다. 그래서 내릴 역을 지나치고, 역 내에서 길을 잃어버려요. 쇼핑센터 등에서는 너무 많은 정보로 인해 혼란스러워하다가 지금 있는 장소나 상황을 잊어버리기도 합니다.

외출에 대한 기본적인 대응법

외출 자체는 나쁘지 않고, 본인의 의사를 존중하는 것은 중요합니다. 하지만 가족으로서는 여러 가지 위험(실종, 사고 등)이 걱정됩니다. 그렇다고

꼭 알아야 할 '외출 후 집을 찾지 못할 때' 대응 팁

- 외출 시에 길을 잃어도 안심할 방안을 궁리한다.
- 외출하지 못한다면 외출의 목적이라도 이루게 한다.

구체적인 대응 예

○ 목적이 있는 경우에는 함께 나가거나 외출하지 않아도 해결할 방법을 검토한다.
○ 배회감지기(GPS), 지킴이 센서 등을 활용한다.
○ 경찰서에 사전 등록을 한다.
✕ 열쇠로 문을 잠그고 행동을 제한한다.
✕ 약물을 이용해 진정시키려고 한다.

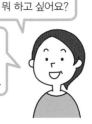

외출하면 뭐 하고 싶어요?

만약 길을 잃어버리면 주위 사람들에게 도와 달라고 이야기해요.

안전만 우선해서 당사자의 바람이 이뤄지지 않는다면 서로 충돌하여 관계가 악화될 수 있지요.

상황에 맞는 '외출 후 집을 찾지 못할 때' 대응법

당사자의 성격과 기분, 배경

● 집에 있어도 할 일이 없다.	▶ 인근의 치매 카페를 찾아 동행하세요.
● 집안일이나 바깥일을 해야 한다는 의무감이 있다.	▶ 당사자가 집에서 할 수 있는 역할과 소일거리를 만듭시다.
● 익숙한 사람들을 만나고 싶다.	▶ 친구나 주민들을 만날 기회를 만들어 주세요.

당사자를 둘러싼 환경의 영향

● 가족과 충돌하여 서로 관계가 악화되었다.	▶ 외출하고 싶은 마음을 억제시키려고 하지 말고 함께 외출하세요.
● 외출해서 간 곳이 소란스럽다, 정보가 너무 많다.	▶ 혼자 나가지 말고 누군가와 함께 나가게 하세요.
● 이사를 해서 환경이 낯설다.	▶ 익숙한 장소(치매 카페나 커피숍, 공원 등)를 만드세요.

당사자의 건강으로 인한 영향

● 변비나 설사 증상이 있다. ● 신체 통증과 가려운 증상이 있다.	▶ 운동을 통해 변비가 해소되기도 합니다. 활동하기 편한 재활 팬티로 바꾸는 것도 검토해 보세요.

외출에 어떤 목적이 있다면 다른 방법으로 그것을 달성하는 것도 생각해 봅시다. 쇼핑하러 가고 싶은 것이라면 함께 가거나, 못 갈 경우에는 택배 서비스를 이용하세요. 목적을 달성할 수 있다는 것을 알면 당사자도 안심하게 되고 설득도 가능합니다. 지인을 만나고 싶다면 상대방에게 집으로 방문해 달라고 부탁할 수도 있겠지요. 집에 있어도 좋은 자극이 있으면 충분히 편안함을 느낄 겁니다.

길을 잃어도 안심할 수 있게 미리 준비한다

밖에 나갔다가 길을 잃어도 누군가에게 물어 귀가하는 분들이 있습니다. 등급 카드를 소지하고 있으면 주위 사람들이 연락처를 알 수 있고 만약의 경우에는 도움을 구하기도 쉬워요.

또 스마트폰의 GPS 기능을 이용해 길을 잃었을 때 가족에게 연락해 달라고 부탁하고 데리러 오도록 할 수도 있습니다.

그리고 혼자 외출해도 안전한 장소를 늘리세요. 평소 주간 보호 서비스나 치매 카페를 다니다 보면 익숙한 사람들과 공간이 늘어나겠지요. 이는 지리 감각 저하, 신체 및 인지 기능 저하를 예방하는 일이기도 합니다.

길을 잃거나 사고가 나는 것에 대비한다

많은 지자체에서는 치매인 사람을 경찰서에 사전 등록해두고 행방불명이 된 경우에는 지역 주민 자치 위원이나 택시 회사, 지역 라디오, 요양 사무소 등과 연계하여 조기 발견하는 네트워크가 구축되어 있습니다. 근처 파출소나 경찰서가 창구이니 기억해 두세요.

배회감지기(GPS)를 대여해주는 지자체도 있습니다.

주민 자치 위원을 비롯해 상점이나 편의점 등 가까운 지역 주민의 도움을 받아 보세요. 치매 당사자가 혼자 다니는 모습을 보면 말을 걸어주거나, 집까지 데려다줄 수도 있습니다. 처음에는 다소 용기가 필요하지만 솔직하게 말하면 분명 도움을 주는 사람이 있을 거예요.

CASE 15

실재하지 않는 것을 볼 때

자꾸 무서운 것이 보인다고 말한다

아무것도 없는데 '아이가 앉아 있다', '고양이가 보인다'라고 호소하거나
(환시), 전기 코드 등이 뱀처럼 보이고, 옷걸이에 걸린 옷이 사람으로 보
이는 착각(착시)이 나타나기도 해요. 그저 보이는 것만이 아니라 공포심
과 불안을 동반하여 겁을 먹는 경우가 많으므로 침착하게 대응합니다.

환시·착시가 일어나는 이유

환시·착시는 80퍼센트 정도의 레비소체형 치매인 사람에게서 나타난
다고 해요. 그 이유는 시각을 관장하는 뇌(후두엽의 시각야)의 기능 저하와
각성수준 등의 영향이라고 합니다.

레비소체형 치매 외에도 탈수나 약물 부작용, 급격한 환경 변화 등으
로 인해 발생하는 '섬망'으로 인해 환시나 착시가 일어날 수도 있어요.

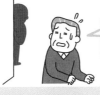

모르는 사람이
나를 계속 쳐다봐……!

무서워, 왜 주위 사람들은 이걸 이해해주지 않지?	**아무것도 없는데 왜 이러지?** (걱정, 불안, 슬픔, 곤혹스러움)

가급적 피해야 할 생각

불안

공포　**본인의 감정**　**의심**

 아무것도 없는데
뭐가 무섭다는 거야!

사실을 말하는데
아무도 믿어주지 않는다.

있을 리가 없는 사람이 있다니, 무섭다.

지향해야 할 생각

(환시가 나타난다는 인식이 있어서)
이게 현실인가? 헛것을 보나?

 뭐가 보이는 걸까?

(탈수, 약물 부작용, 환경 변화 등으로)
몸 상태가 좋지 않아.

 무섭지 않다는 걸 알려줘야지.

환시·착시에 대한 기본적인 대응법

환시나 착시를 대응할 때는 주위에서 부정하지 않고, 무엇이 어디서 보였는지에 대해 귀 기울여 듣고 이해하려고 노력하는 것이 중요합니다.

환시·착시에 대한 불안을 줄이고, 홀로 고민하게 만들지 마세요. 왜냐하면 '나한테만 보인다', '이런 소리를 하면 이상하다고 하겠지'라는 마음 때문에 남들에게 말하지 못하는 사람도 있기 때문입니다.

당사자와 함께 확인하고 만져보아서 스스로 환시·착시라는 걸 깨닫기도 합니다. 그러면 불안이 가라앉습니다.

환시와 착시는 대응법이 다르지 않습니다.

꼭 알아야 할 '실재하지 않는 것을 볼 때' 대응 팁

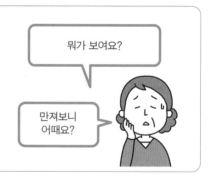

- **무엇이 보이는지 묻고 이해한다.**
- **무서운 것이 아니라, 환시라는 것을 이해시킨다.**

구체적인 대응 예

○ 같이 확인하고 생각해 본다.
○ 환시가 사라질 방법을 찾는다.
○ 환경을 정비한다.
✕ 환시 자체를 간단히 부정한다.

뭐가 보여요?

만져보니 어때요?

상황에 맞는 '실재하지 않는 것을 볼 때' 대응법

당사자의 성격과 기분, 배경

● 원래 걱정이 많은 성격이거나 겁이 많다.	▶ 방의 조명을 밝게 하세요. 무엇이 걱정이고, 또 무서운지 당사자에게 물어 보세요.
● 외로움을 많이 타는 성격	▶ 고독한 마음에 늘 누군가를 찾다 보니 사람처럼 보이는 물건이 눈에 띄는 걸지도 몰라요. 주간 보호 서비스나 모임 등에 참여하여 사람들과 교류할 수 있도록 해요.

당사자를 둘러싼 환경의 영향

● 착각하기 쉬운 장소나 물건은 없나요?	▶ 옷걸이에 걸어둔 옷, 식물, 생화, 어두운 장소 등이 있으면 그것을 사람이나 동물로 착각하기도 합니다.
● 취침 시에 보이지 않을 것이 보인다.	▶ 야간 섬망의 가능성도 있어요. 낮에 외출하거나 사람이 보이는 곳, 안심할 수 있는 침실 환경을 만드세요.

당사자의 건강으로 인한 영향

● 탈수 증상은 없나요?	▶ 탈수는 섬망을 일으키고 의식 수준을 저하시켜 환각이나 환시가 나타납니다. 하루 수분 섭취량에 대해 다시 확인해 보세요.

환시·착시를 부정하지 말자

"그건 환시야"라고 한마디로 부정하지는 마세요. 신뢰 관계를 무너뜨리는 일일 뿐만 아니라, 환시가 피해망상으로 이어지거나 홀로 고민하다가 우울증에 빠지기도 합니다.

환시·착시를 이해하자

환시·착시는 당사자에게는 분명히 보이지만 주변인에게는 보이지 않습니다.

치매 당사자가 '혼잣말'을 하거나, 아무것도 없는데 창밖을 계속 바라보고 두려워한다면 무시하거나 부정하지 말고 "뭐가 보여요?" 하고 물어 보세요. "어떤 사람이에요?", "무슨 색 옷을 입었어요?" 하고 구체적으로 묻고 당사자의 말에 귀를 기울이세요.

함께 생각해 주는 존재, 나를 이해해 주는 사람이 있다는 사실만으로 안심하게 됩니다.

당사자를 이해시키자

레비소체형 치매의 경우 초기에는 대부분 기억이 유지됩니다. 당사자가 체험한 환시와 착시에 대해 설명할 수 있는 내용이 많아요.

또 환시는 만지거나 소리를 내면 사라지는 특징이 있고, 늘 보이는 것은 아닙니다. 이를 당사자도 아는 경우가 있어요.

"만져봐요", "손으로 두드리면 어떻게 되나요?" 하고 다양하게 물어보고 소거 방법을 찾아봅시다.

그러면 그것이 환시라는 사실을 본인도 이해합니다. 대응법까지 알고 나면 공포심이나 불안은 완화됩니다.

환경을 정비하자

환경에 따라 환시나 착시가 발생하는 경우도 있습니다. 예를 들어 옷걸이에 걸어둔 옷, 꽃병의 꽃 등이 사람으로 보이는 착시를 일으킨다면 그것들을 치우면 해결됩니다. 또 방 한구석이 어두워서 사람의 그림자나 동물이 보인다고 할 때도 있어요. 가급적 방을 밝게 하고 손전등으로 비추거나 착시를 일으킬 만한 요소를 없애는 환경 정비를 진행합시다.

방 안에 그림자가 생기기 쉬운 시간대, 달력, 벽의 그림 등에 주의하세요. 식탁보, 벽과 천장의 무늬는 심플한 것으로 고르고, 분위기는 밝게 만들어 보세요.

그 밖의 '곤란한 행동'에 대한 대응 힌트
INDEX

이 책에서는 자주 보이는 '곤란한 행동'을 15가지 항목으로 나누고 상세히 설명하였습니다. 지면 관계상 다루지 못한 내용에 대해서 힌트가 될 만한 항목을 표시했어요. 모두 일치하지는 않겠지만, 당사자의 입장에서 해결책을 생각할 때 도움이 될 겁니다.

그 밖의 곤란한 행동	이 책에서 참고할 만한 Case
● 같은 물건을 여러 개 산다. ● 식사한 사실을 잊어버린다. ● 전깃불이나 가스를 끄는 것을 잊어버린다. ● 언제나 물건을 찾는다.	Case 2 몇 번이고 같은 질문을 할 때
● 바람을 피운다며 몰아세운다. ● 성적인 언동이나 행동을 하려고 한다.	Case 3 집에 있으면서도 집에 가고 싶다고 할 때
● 병원이나 주간 보호 서비스에 가려고 하지 않는다.	Case 4 약 먹는 것을 거부할 때
● 이웃에게 가족의 험담을 한다. ● 이웃 간에 문제를 일으킨다.	Case 5 폭언이나 폭력을 보일 때
● 과식한다.	Case 7 식사를 차렸는데 먹기를 거부할 때
● 항상 같은 옷, 계절에 맞지 않는 옷을 입는다. ● 집안일의 순서가 이상하다. ● 목욕하고 수건으로 닦지 않는다.	Case 9 혼자서 옷을 갈아입지 못할 때
● 화장실 물을 내리지 않는다. ● 더러워진 속옷을 감춘다. ● 변을 묻힌다.	Case 10 배변, 배뇨 실수를 할 때
● 밤에 계속 가족에게 말을 건다.	Case 11 밤낮이 바뀌어 밤에 잠을 안 잘 때
● 말을 하려고 하지 않는다. ● 말을 걸어도 대답이 없다. ● 불필요한 물건을 쌓아둔다.	Case 12 우울해하면서 멍하니 있을 때
● 같은 행동을 반복한다.	Case 13 집 안을 이리저리 서성일 때
● 밤중에 혼잣말을 한다. ● 엉뚱한 이야기를 지어낸다.	Case 15 실재하지 않는 것을 볼 때

CHAPTER 4

돌봄이 훨씬 수월해지는
상담처 찾기

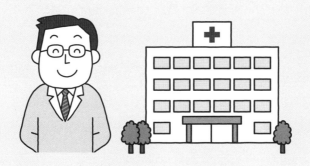

돌봄에 대해
가벼운 마음으로 상의하자

부담 없이 상의하자

이 책에서는 지금까지 치매 돌봄을 가족 내에서만 끌어안지 말고 사회 기관의 전문가와 제도를 활용하도록 권해왔습니다(CHAPTER 2 참조).

이번 챕터에서는 상담처를 찾고 신청하는 방법에 대해 구체적으로 말씀드릴게요. 많은 분들이 처음에는 '이런 걸 물어봐도 될까?' 하고 걱정하지만, 상담하는 입장에서 보면 '부담 없이 무슨 일이든 상의해달라'고 말씀드리고 싶어요.

어떤 식으로 상담하면 될지 알기 쉽도록 몇몇 상담 사례를 소개하겠습니다(172~173쪽). 이후에 치매 돌봄에 관련된 지원 제도와 창구, 전문가와 시설 등의 특징을 소개합니다.

가장 먼저 상담하기 쉬운 사람과 장소

주치의

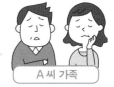

A 씨 가족

치매가 걱정되는데
전문 병원을 소개해 주세요.

그럼 전문적으로 진료해줄 병원에
소개장을 써드릴게요.

이후 생활에 대해 상의하려면
어디로 가야 하나요?

상담할 수 있는 사람을 소개해 드리겠습니다.

노인 복지 지원 센터

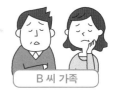

B 씨 가족

가족 내에서 돌보았는데
이제 저희만으로는 힘이 들어서,
도움이 필요하네요.

힘드셨겠어요.
요양 등급 신청부터 함께 진행하시죠!

시청 · 구청

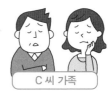

C 씨 가족

치매 당사자의 생활과 돌봄을 지원하는
제도와 서비스가 궁금합니다.

이 팸플릿을 이용해 설명해 드릴게요!

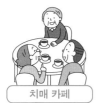

치매 카페

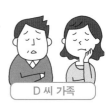

D 씨 가족

앞으로 돌봄 생활에 관해
상의할 수 있는 곳이 있나요?

내 경우에는 이랬어요.

여기가 상담을 잘해주더라고요.

어머니와 사는 딸이 노인 복지 지원 센터에 상담을 신청한 사례

최근에 어머니께서 건망증이나 잘못된 기억을 하는 경우가 많아져서 걱정했어요. 꼼꼼하고 근검절약하는 분이었는데, 집 안에 불을 계속 켜두는 경우가 자주 있더라고요. 그런 일이 반복되어서 친구에게 물어보니 '노인 복지 지원 센터'에 상의해 보라는 권유를 받고 전화했습니다. 그러자 '이번 주 토요일에 인근 주민 센터에서 치매 카페를 여니까 어머니와 함께 오라'고 하더군요. 어머니한테는 같이 차 마시러 가자고 말씀드렸더니, 기꺼이 응하셨어요. 부담 없이 방문할 수 있는 곳이 생겨서 편안한 마음으로 치매에 대해 이야기할 수 있었습니다. 지역 내에 나 혼자가 아니라고 생각할 수 있는 장소가 있다는 것이 얼마나 고마운지 모릅니다.

지인인 주민 자치 위원의 소개로 치매 카페에 대해 알게 된 사례

어머니께서 혼자 사셨는데 지갑을 도둑맞았다며 경찰을 부르더니 급기야 이웃을 도둑 취급하여 문제가 되었어요. 이 계기로 어머니와 같이 살게 되었습니다. 같이 지내보니 이상한 행동을 많이 하고, 요리를 못하게 되고, 전기나 가스레인지 불을 끄는 걸 잊어버리니 한시도 눈을 뗄 수 없게 되었습니다. 이 상황을 안 이웃 주민 자치 위원이 '근처 치매 카페에 같이 가보자'라고 말씀해 주셨지요. 주민 자치 위원과는 문화 센터에서 만난 사이로 믿을 만한 분이어서 어머니와 치매 카페를 방문하게 되었습니다. 그곳에서 운영을 담당하는 노인 복지 지원 센터 분과 상담도 할 수 있었지요. 이웃의 도움으로 해결의 실마리를 찾은 기분입니다.

부부로 구성된 세대에서 아내가 노인 복지 지원 센터에 상담한 사례

남편은 1년 전부터 건망증이 심해지고 늘 짜증을 냈어요. 배변 실수가 잦아져서 기저귀 착용을 권했지만 화장실 뒤처리 정도는 직접 할 수 있다며 크게 화를 냈습니다. 이웃들에게도 부끄러워서 상의를 하지 못하고 계속 걱정만 했습니다. 그러다가 장을 보고 돌아오던 길에 이전부터 궁금했던 '노인 복지 지원 센터'에 들러보았어요. 원래는 전화로 예약을 해야 하는데, 갑자기 들른 저에게 1시간도 넘게 친절하게 상담해 주었어요. 직원이 다음번에는 집에 방문해서 남편의 상태를 살펴보겠다고 하는데 얼마나 다행스러운 기분이었는지 모릅니다. 앞으로도 나와 함께 상의해줄 사람이 있다고 생각하니, 마음이 훨씬 편해졌어요.

아버지 댁 근처에 살던 아들이 주치의에게서 케어 매니저를 소개받은 사례

아버지는 치매 진단 후에도 혼자 살기를 원하셨어요. 제(아들)가 근처에 살아서 가능한 한 도와드렸는데 중요한 약속을 잊거나 집 안을 어지럽히는 경우가 많아 저 혼자서는 대응할 수가 없었습니다. 그래서 물어볼 만한 곳을 찾다가 아버지를 봐주시는 의사 선생님께 "어떻게 방법이 없을까요?" 하고 상의했더니 잘 아는 케어 매니저를 소개해 주셨어요. 케어 매니저는 당장 저희 집에 전화 후 방문해 주셨고, 요양 보험에 관한 설명과 구체적인 제안도 해 주셨습니다. 의사가 아버지의 증상을 설명해준 덕에 이야기가 아주 원활하게 진행되었어요. 아무런 사전 지식도 없던 저에게 친절하게 설명해 주고 앞으로의 생활에 대해 함께 고민해 주니 정말로 큰 도움이 되었습니다.

의지할 수 있는 상담처를 찾으면 돌봄이 훨씬 수월해진다

내가 사는 지역에는 생각보다 많은 지원 제도가 있습니다. 하지만 이런 지원 제도를 알지 못하거나, 이용 방법을 몰라서 충분히 활용하지 못하는 경우가 많아요.

무엇보다 일단 물어보고, 이야기를 시도하는 자세가 중요합니다. 치매나 돌봄에 대해 이야기하는 것은 부끄러운 일이 아닙니다. 기꺼이 상담에 응해주는 사람, 조언을 해주는 사람, 힘들 때 도와줄 사람을 찾을 수 있을 거예요.

이렇게 치매 당사자를 중심으로 느슨하게 이어진 인간관계(팀)가 구축되면 치매 돌봄은 훨씬 수월해집니다.

부디 용기를 내서 지역의 지원 제도를 이용해 보세요.

↓ SUMMARY

- 어떤 일이든 가볍게 상담을 신청하자.
- 의지할 만한 상담처가 있으면 돌봄이 수월해진다.

치매 돌봄
상담이 가능한 곳

치매 돌봄에 대해 상담할 수 있는 곳은 지역 내에 많습니다. 여기서는 주요 장소의 특징과 이용 방법에 관해 설명하겠습니다.

부담 없이 상담 가능한 '치매 카페'

〔할 수 있는 것〕

치매 카페는 치매 당사자와 가족, 지역 주민과 전문가가 차를 마시면서 대화할 수 있는 곳입니다. 치매인 사람이 편안하게 방문할 수 있고, 가족은 상황을 공유할 만한 상대와 만납니다.

〔이용 방법〕

치매 카페는 주로 노인 복지 지원 센터나 돌봄 서비스 사업자 등이 운영하며, 주간 요양 시설이나 주민 커뮤니티 센터 등에서 월 1~2회 정도의 빈도로 실시하는 경우가 많습니다.

치매 카페라는 이름이 아닌 '오렌지 카페'처럼 다양한 명칭을 이용하기도 하므로, 노인 복지 지원 센터나 구청에 물어 보세요.

치매 카페에 갈 때 누군가의 소개가 필요하지는 않아요. 또 대부분 사전 신청은 필요하지 않으며, 찻값으로 1~2천 원 정도의 비용을 받는 곳이 많다고 합니다.

돌봄 서비스 상담은 '노인 복지 지원 센터'

노인 복지 지원 센터는 치매 돌봄을 생각할 때 가장 먼저 찾아야 할 곳입니다. 치매 돌봄뿐만 아니라, 고령자의 생활과 관련된 다양한 대응을 하는 곳이기 때문이지요.

노인 복지 지원 센터에는 돌봄, 복지, 보건 등의 여러 전문가가 고민 내용에 따라 팀을 꾸려 검토하고, 니즈에 맞는 서비스로 연계해 줍니다.

〔할 수 있는 것〕

돌봄의 공적 지원을 받고 싶은 경우에는 요양 등급 신청이 가능할 때도 있고, 케어 매니저의 사무실을 소개해 주기도 해요. 또 성년후견제도(CHAPTER 4 참고) 등의 이용에 관해서도 지원하고, 그 밖에 이용 가능한 서비스와 장소를 알려 줍니다. 지원에 관한 소개도 합니다.

〔이용 방법〕

지자체별로 설치되어 있는데, 명칭은 제각각입니다. 인터넷에서 '노인 복지 지원 센터+지자체명'으로 검색하거나 구청의 담당 창구에 문의하세요.

치매 돌봄 상담처를 찾는 MAP

다급한 순간에 도움을 받을 수 있는 기관 및 상담처

치매 진단 및 치료를 전문적으로 진행합니다.

치매질환의료센터, 신경과 · 정신과
치매 전문 의사

일상 속 돌봄에서 찾게 되는 기관 및 상담처

케어 계획을 통해 돌봄 생활을 지원합니다.

재가 요양 지원 센터
케어 매니저

가장 먼저 상담해야 할 기관 및 상담처

지역 내 클리닉
건망증 · 치매 상담 의사
(치매 지원 의사)

가까이 있는 의사가 살펴봐 드립니다.

약국, 경찰, 일반 시민
치매 서포터

도움을 받을 수 있는 곳이 가까이에 많구나.

본인 · 가족

시청 · 구청 창구
보건소 · 보건 센터
행정 담당자

올바른 지식을 배우고, 가능한 범위에서 돕습니다.

치매와 돌봄에 관해서 부담 없이 상담하세요!

노인 복지 지원 센터

이용 가능한 지원 제도를 알려드립니다.
돌봄 서비스 신청도 가능합니다.

선배 가족과 전문가의 이야기를 들을 수 있습니다.

노인 복지 지원 센터
보건사, 사회 복지사, 주임 케어 매니저 등

치매 카페
치매에 관심이 있는 사람

당사자들끼리 이야기해 봐요!

케어 플랜에 따라 여러 돌봄 서비스를 제공합니다.

당사자 미팅
치매 당사자

무료로 치매 관련 전화 상담이 가능합니다.

전화 상담
가족 모임, 돌봄 경험자

요양 서비스 사업소
돌보미 방문 간호 등

요양 등급 신청은 '시청·구청 창구, 보건소'

시청이나 구청에는 고령자와 돌봄, 복지 관련 담당과가 있어요. 또 보건소, 보건 센터에서는 보건사 등의 전문가가 상담에 응하며 필요에 따라 적절한 전문가를 연결해 줍니다.

[할 수 있는 것]

시청이나 구청에서는 요양 등급 신청과 경제적 부담을 경감시키는 각종 제도를 신청할 수 있습니다. 지자체에 따라 모니터링용 배회감지기(GPS) 대여 등, 치매 당사자를 위한 다양한 사업을 실시하고 있어요. 어떤 제도를 이용할 수 있는지 물어 보세요.

보건소, 보건 센터에서 치매 상담 접수를 하는 지자체도 있습니다,

[이용 방법]

시청이나 구청의 담당 창구는 지자체별로 명칭이 다르니 종합 창구에서 담당을 물어보는 편이 빠릅니다.

보건소, 보건 센터는 인터넷이나 전화로 상담 대응을 하는지 사전에 확인해 봅시다.

돌봄 서비스를 받으려면 '재가 요양 지원 센터'를 찾자

재가 요양 지원 센터는 케어 계획 작성 및 운용을 통해 재택 돌봄 생활을 지원하는 케어 매니저가 소속된 사무소입니다.

〔할 수 있는 일〕

요양 등급을 받고 돌봄 서비스를 이용하면 원칙적으로 월 1회, 자택을 방문하여 상황을 확인합니다. 케어 매니저는 치매 돌봄에 대해 잘 아는 전문가이므로 불편 사항이나 힘든 일이 있을 때는 언제든 상의할 수 있어요.

〔이용 방법〕

노인 복지 지원 센터나 시청·구청 창구에서 알려 줍니다.

돌봄 방법을 상담할 수 있는 '가족 모임', '전화 상담'

전국 또는 지역에 치매 당사자와 가족의 모임이 있어요.

〔할 수 있는 것〕

모임이나 전화 상담을 통해 경험자와 돌봄 방법에 관한 이야기를 나눌 수 있어요.

〔이용 방법〕

'치매상담콜센터'에서 치매 돌봄 방법, 고민과 불만 등에 대해 연수를 받은 돌봄 경험자와 상의할 수 있습니다. 상세한 내용은 '중앙치매센터' 홈페이지에서 확인할 수 있습니다.

전문적으로 진료하는 치매 질환 의료 센터

[할 수 있는 것]

치매 질환 의료 센터는 치매에 관한 상세한 진단과 대응은 물론이고, 치매 상담에도 대응하는 전문 의료 기관입니다.

[이용 방법]

주치의를 소개받는 것이 가장 원활한데, 노인 복지 지원 센터나 구청 등에 문의해도 알려주며 인터넷으로도 알아볼 수 있습니다.

치매 진료나 상담에 대응하는 '건망증 외래 · 치매 지원 의사'

[할 수 있는 것]

치매를 담당하는 진료과는 신경과나 정신과입니다. 치매 전문의 자격을 가진 의사가 상주하거나, '건망증 외래' 등의 명칭으로 치매 진료 전문외래를 하는 병원도 있습니다. 진료소 의사가 '건망증 · 치매 상담 의사' 연수를 받은 치매 지원 의사로 진료나 상담을 진행합니다.

[이용 방법]

건망증 외래나 치매 지원 의사는 의료 기관 홈페이지를 통해 확인할 수 있습니다. 모두 노인 복지 지원 센터에 문의하면 알려줄 거예요.

⬇ SUMMARY

- 우선은 노인 복지 지원 센터나 구청에 상의하자.
- 의료 기관 내에 상담 창구가 있는 곳도 있다.

치매 돌봄 상담이 가능한 전문가

치매 돌봄에 대해 상담 가능한 사람이나 전문가는 지역 내에 많이 있어요. 여기서 소개하는 내용을 참고하여 찾아 보세요.

케어 매니저(돌봄 지원 전문가)

(하는 일)

케어 매니저는 요양 보험 서비스를 사용하기 위한 케어 계획을 작성하는 담당자로 돌봄 전문가 중 리더 역할을 합니다.

요양 보험 서비스는 물론이고 요양 보험을 이용하지 않는 민간 서비스와 자원봉사 활동(비상시 서비스)을 조합하여 당사자의 생활에 맞는 케어 계획을 제안합니다.

지원이 필요한 경우에는 석 달에 한 번 정도 자택을 방문하고 현재의 계획을 유지해도 문제가 없을지 확인합니다.

〔도움〕

요양 보험 서비스를 이용할 때는 담당 케어 매니저와 계약을 하게 됩니다. 케어 매니저는 치매 당사자를 담당하는 일이 많으며 여러 돌봄 사례를 알고 있습니다. 의지할 수 있는 존재로서 돌봄과 생활상의 어려움에 대해 언제든 가벼운 마음으로 상의하세요.

돌봄 서비스 제공자(도우미, 직원 등)

〔하는 일〕

케어 계획에 따라 돌봄 서비스를 실시하는 사람으로, 가까이서 만날 수 있는 돌봄의 프로라고 생각하면 됩니다. 자택을 방문하여 건강을 돌보고 생활의 불편 사항을 돕는 도우미나 주간 보호 직원 등이 여기에 속합니다.

〔도움〕

일을 하며 치매 당사자와 돌봄 가족을 만날 기회가 많은 사람들이므로, 돌봄 방법이나 대응법에 대해 참고할 수 있는 부분이 많을 겁니다.

의사

〔하는 일〕

의사는 질병을 진단하고 치료합니다. 전공이 세분화되어 있고, 치매 진료는 신경과나 정신과에서 담당하는 경우가 많아요. 또 치매 전문의나 건망증·치매 상담 의사(치매 지원 의사)도 있습니다,

〔도움〕

치매 전문 의사나 치매 지원 의사는 치매의 진단과 치료뿐만 아니라, 생활상의 상담 내용을 듣고 해결을 위한 적절한 담당자를 소개하기도 해요. 그러니 어려워하지 말고 '앞으로의 생활에 대해 상의하고 싶다'라고 해 보세요. 자기 일처럼 들어줄, 믿을 만한 의사를 만나길 바랍니다.

간호사

〔하는 일〕

간호사는 병원 이외에도 노인 복지 지원 센터나 보건소, 방문 간호 스테이션 등 여러 장소에서 일하며, 치매 상담도 진행합니다. 아직 그 수가 많지는 않으나, 치매 전문 간호사도 양성되고 있어요.

〔도움〕

만약 의사와 상의하기 힘든 일이 있으면 간호사에게 이야기해 보세요. 생활면의 지원 및 상담도 가능합니다.

보건사

〔하는 일〕

보건사는 지역 주민의 건강을 지원합니다. 보건사의 활동은 건강, 감염증 대응, 환경 위생 등 다양하지요. 치매에도 대응하며 지역의 실태에 맞는 치매 대책을 생각하거나, 치매 초기집중지원팀의 일원으로서 치매 진단 및 케어가 잘 이루어지지 않는 사람을 방문하여 지원하기도 합니다.

보건사는 주로 보건소나 노인 복지 지원 센터 등에 소속되어 있어요. 치매나 돌봄에 대해 상담을 요청하면 대응해줍니다.

사회 복지사

〔하는 일〕

사회 복지사는 질병이나 장애 등으로 인해 생활에 문제가 생긴 사람에 대해 상담 및 원조, 조정을 실시하는 전문직입니다.

병원의 상담실이나 연계실에 있는 경우에는 의료 사회 복지사, 사회 복지 협의회나 노인 복지 지원 센터에서는 커뮤니케이션 사회 복지사 등으로 불립니다. 또한 사회 복지 시설 등에서 상담 대응을 하거나 입·퇴소 수속을 담당하는 생활 상담원, 지원 상담원으로 일합니다.

〔도움〕

의료, 돌봄뿐만 아니라 취로, 경제적 상황, 제도와 관련된 상담을 진행하니 가벼운 마음으로 상의해 보세요.

치매 지역지원추진요원

〔하는 일〕

치매 지역지원추진요원은 지역의 치매 대응력을 높이기 위해 지자체별로 배치된 인력입니다. 치매 당사자나 가족의 상담 및 필요 지원을 실시하기 위한 조정을 합니다.

노인 복지 지원 센터나 구청 등에 배치되어 있습니다. 지역 내 제도에 대해 잘 알고 있으며 상담에도 대응합니다.

청년 치매 지원 코디네이터

〔하는 일〕

일본에는 청년 치매 당사자의 자립을 지원하는 관계자들을 조정하는 역할을 하는 '청년 치매 지원 코디네이터'가 있습니다. 그들은 당사자와 가족의 요청에 맞춘 지원을 빠르게 실시하고, 상담 대응 및 지자체와 민간 기관 연계 대응을 통해 취로를 지속할 수 있도록 합니다. 그렇게 자신에게 맞는 생활을 계속해나갈 수 있도록 지원하지요.

〔도움〕

지자체별 창구에 배치되어 있습니다. 청년층 치매 콜센터 홈페이지에서 찾아볼 수 있어요.

치매 서포터

〔하는 일〕

치매 서포터는 치매에 대한 올바른 지식과 이해를 갖추고, 편견 없이 치매 당사자와 가족을 따뜻하게 응원하는 사람입니다. 지역에서 치매 당사자와 그 가족에게 가능한 범위 내에서 도움을 줍니다.

인근의 치매 당사자를 자연스러운 형태로 살펴보고, 친구 관계를 지속하며, 돌봄 가족의 이야기를 들으며, 치매 카페 기획 및 참여 등의 활동을 해요.

지역 내 누구든 연령에 관계없이 양성 연수를 받으면 치매 서포터가 될 수 있습니다.

〔도움〕

일본의 경우 치매 서포터가 전국적으로 약 1,400만 명이 있습니다(2021년 말 시점). 경찰과 소방, 금융기관, 상점, 교통기관, 아파트 관리 등 생활에 밀착된 업종 종사자도 많습니다.

치매 서포터는 오렌지 링 또는 치매 서포터 카드를 가지고 있어요.

가족 모임(돌보는 사람들의 모임) **참가자**

〔하는 일〕

치매 당사자나 가족들이 모여서 정보를 교환하는 가족 모임이 있습니다. 가족 모임에서는 치매 당사자와 돌봄 가족의 생생한 목소리를 듣고 상담할 수 있어서 '나는 혼자가 아니구나. 동료들이 있다'라고 생각하게 되고, 활기와 용기를 얻습니다. 참여는 임의적이지만 치매인 사람을 돌보다 보면 고독에 빠지기 쉬우므로 추천합니다.

〔도움〕

일본에는 공익사단법인 '치매 당사자와 가족의 모임'이 있으며 본부와 지자체에 지부를 가지고 있습니다. 이 밖에도 독자적인 가족 모임을 운영하는 지역도 있어요. 치매 당사자와 가족의 모임에서는 직접 만나서 이야기하는 기회를 얻거나 전화 상담에 대응하고, 정기적인 기관지를 발행하여 정보를 제공하고 있습니다.

치매 및 돌봄 경험자

〔하는 일〕

치매 당사자나 돌봄을 하는 가족들의 경험은 매우 도움이 됩니다.

치매 및 돌봄 상황은 제각각이지만, 서로의 상황과 고민을 공유하면서 배우고 마음이 편안해지기도 해요.

〔도움〕

치매 지역지원추진요원에 연락하면 가족 모임은 물론이고 치매 카페나 당사자 미팅, 인근의 치매 당사자와 가족들을 만날 수 있어요. 이야기를 나누다 보면 마음이 맞는 사람, 고민을 들어주는 사람, 이야기를 들어주고 싶은 사람 등을 만나게 될 겁니다.

✦ SUMMARY

- 치매에 대해 상담할 수 있는 전문가는 의외로 가까운 곳에 있다.
- 치매를 지원하는 지역 주민들이 있다.

치매 돌봄에
도움이 되는 제도

정부나 지자체, 마을에서는 치매 당사자나 돌봄 가족이 이용할 수 있는 여러 제도를 갖추고 있습니다. 소득 조건 등에 따라 서비스 이용 가능 여부가 달라지니, 케어 매니저나 사회 복지사와 상의해 보세요.

치매도 장애인 수첩 발급 대상이다

일본에서는 치매로 처음 병원을 찾은 후(초진) 6개월이 지나면 장애인 수첩을 신청할 수 있어요. 장애인 수첩을 소지하는 것에 대해 주저하거나 거부감을 가지는 분도 계실지도 모르겠지만, 이것은 본인의 사회 참여를 지원하기 위한 제도라는 걸 알아주세요. 세금 경감과 공공요금 할인 등의 지원이 있습니다.

의료비 부담을 줄여준다

의료비나 돌봄 비용이 많이 드는 경우에 자기부담을 경감시키기 위한 제도(고액 의료비·장기요양제도)가 있습니다. 또 세금의 의료비 공제 대상으로 돌봄 서비스 비용 중 일부가 인정되기도 합니다.

소득, 생활비 지원이 가능하다

국민건강보험료 지급액 감면, 생활복지자금 대여, 생활보장 등의 경제적 지원 제도가 있습니다. 또 중증 장애가 있는 경우에는 특별장애인수당도 지급받을 수 있어요.

경제적 지원

국민건강보험 공식 홈페이지에 들어가서
홈 > 제도소개 > 노인장기요양보험이란? 탭을 클릭하시면
노인장기요양보장제도를 확인할 수 있습니다.
노인장기요양보험 적용대상과 장기요양인정절차를 살펴보세요.

홈 > 제도소개 > 급여종류 및 내용 탭을 클릭하시면
복지용구와 급여 이용절차를 확인하실 수 있습니다.
복지용구 구입품목으로는 이동변기, 성인용보행기, 목욕의자,
안전손잡이, 미끄럼방지용품 등이 있고
대여품목으로는 수동휠체어, 전동침대 등이 있습니다.
www.nhis.or.kr

대상 자격 확인 및 신청과정에 대해
구청 담당자, 케어 매니저, 사회 복지사와 상의해 보세요.

일본에서는 일을 하던 젊은 층에게 치매가 생긴 경우에는 상병수당이나 장애연금, 실업급여를 이용할 수 있습니다.

곤란한 상황에는 콜센터를 이용한다

치매나 돌봄에 관한 콜센터(전화 상담)가 준비되어 있습니다. 전국의 지자체별로 치매 콜센터가 설치되어 있어요. 인터넷으로 '지자체명＋치매 콜센터'로 검색하거나 구청 담당자에게 문의해 보세요.

일본의 경우 공익사회법인 '치매인 사람과 가족의 모임'도 전국적으로 전화 상담을 실시합니다. 돌봄 경험자로부터 조언을 들을 수 있어요.

청년층 치매(64세 이하의 연령에서 발생한 치매)에 특화된 콜센터도 있습니다.

소비자 피해 상담도 가능하다

요즘 인지 기능이나 판단력이 저하한 고령자를 노린 악덕 상술 등이 끊이지 않고 있어요. 최근에 일본에서는 여든이 넘은 분들의 상담 건수가 늘어나 사상 최대치를 기록한 상황입니다.

이런 문제를 예방하려면 주위 사람들의 관심이 필요해요. 일본의 국민생활센터는 다음 사항에 주의하라고 알려 주고 있습니다.

- 낯선 사람의 출입
- 수상한 전화 대화
- 처음 보거나 사용하지 않은 물건의 증가
- 낯선 서류나 명함
- 옥상이나 집의 수상한 공사 흔적
- 정기적인 비용 지급
- 경제적으로 힘들어하는 모습

만약 피해가 의심된다면 소비생활센터와 상의하세요. 지역별로 소비
자 피해 대책 모니터링 네트워크가 구축되어 있습니다.

성년후견제도도 있다

치매가 찾아오면 직접 재산이나 일상적인 금전을 관리하기가 어려워집
니다. 그래서 본인 이외의 성인이 후견인 자격으로 본인을 대리하여 계
약 등을 진행하도록 하는 성년후견제도가 있어요.

성년후견제도

찾기 쉬운 생활법령정보 공식 홈페이지에 들어가서
홈 〉 책자형 〉 치매 노인 탭을 클릭하시면
성년후견제도에 관한 자세한 내용을 확인할 수 있습니다.
성년후견 심판 청구 절차 및 후견인의 역할을 살펴보세요.
www.easylaw.go.kr

더욱 상세한 내용은
가정법원 및 지역 지방법원으로 문의하세요.

후견인은 일부를 제외하고는 성인이라면 누구라도 될 수 있으며, 가
정법원에서 선정합니다. 아들이나 딸이 후견인이 되기도 하고, 변호사나
법무사, 사회 복지사 등의 전문가가 선정되는 경우도 있습니다.

판단 능력이 떨어지기 전에 미리 본인이 선정한 사람(임의후견인)에게 본인을 대리하도록 계약을 체결해두는 임의후견제도도 있어요. 이 역시 가정법원에 신청해야 해요(CHAPTER 4 참조)

SUMMARY

- 정부의 경제적 지원 및 기타 제도를 이용하자.
- 구청이나 돌봄 매니저, 사회 복지사에게 상담하자.

돌봄에 휴식이 필요할 때
(리스파이트 케어, 시설 입소)

돌봄을 살짝 쉴 수 있는 리스파이트 케어

매일같이 누군가를 돌보는 일을 하다 보면 누구라도 힘에 부칠 때가 있습니다. 그 상태로 참고 무리하면 곧 몸과 마음이 한계에 도달하고, 재택 돌봄을 지속할 수 없게 돼요. 오랜 기간에 걸쳐 재택 돌봄을 유지하려면 가끔은 가족이 돌봄에서 벗어나 기분전환을 하고 휴식할 수 있는 시간이 필요합니다.

그래서 요양 보험 서비스 등이 돌봄을 대행하여 가족이 리스파이트(휴식)할 수 있는 시간을 만드는 것을 '리스파이트 케어'라고 합니다.

리스파이트 케어에는 낮에 돌봄을 대행하는 주간 보호 서비스, 주간 재활 서비스, 며칠 동안 머무르면서 돌봄을 받는 단기 입소 요양 돌봄, 소규모 다기능 홈에서의 숙박, 의료 기관에서의 리스파이트 입원 등이 있습니다.

이런 서비스를 이용하고 싶다면 담당 케어 매니저에게 상의해 보세요.

일과 마찬가지로 돌봄도 당연히 휴식이 필요하므로 너무 부담을 느끼지 않아도 됩니다.

시설 입소도 선택지 중 하나다

치매가 진행되면 돌봄이 필요한 등급이 올라가고 재택 돌봄을 계속하기 어려워질 수도 있어요. 또 돌보던 가족의 건강이 안 좋아져 돌봄이 불가능해지는 경우도 있지요.

그럴 때는 재택 돌봄에서 돌봄 시설 입소로 전환하는 것을 검토하게 됩니다. 돌봄 시설로는 특별요양노인홈, 요양노인보건시설, 요양의료원, 그룹홈, 돌봄형 유료노인홈 등이 있어요.

이것들은 입소 비용이나 월정 요금, 입소 편의성, 대기 시간 등이 저마다 다릅니다. 우선은 담당 케어 매니저와 상의해 보세요. 거주 지역 내 돌봄시설과 나의 상황을 고려한 조언을 받을 수 있을 겁니다.

그렇다고 모든 것을 케어 매니저에게 맡기는 건 좋지 않아요. 돌봄의 주인공은 어디까지나 치매 당사자와 가족이니까요. 자신들의 의견을 분명히 전달하고, 검토하세요.

만약 케어 매니저의 대응이 부족하게 여겨진다면 다른 사람으로 담당을 바꿀 수도 있습니다.

리스파이트 케어와 시설 입소

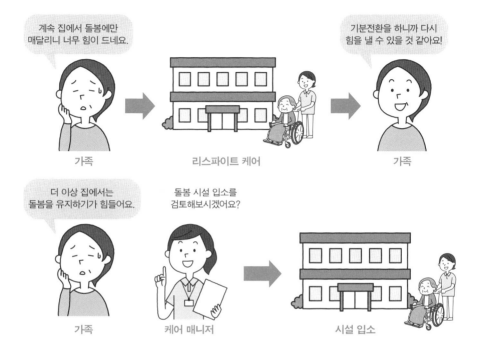

SUMMARY

- 일정 기간 휴식할 수 있는 리스파이트 케어를 이용할 수 있다.
- 재택 돌봄이 어려운 경우 시설 입소도 검토하자.

치매 당사자의 의사에 기반한 생활을 위해

⌣

치매 당사자의 판단 능력을 지원한다

치매가 생겨도 남은 능력을 최대한 활용하여 자신의 의사를 바탕으로 한 생활을 할 권리가 있습니다. 이를 위해 가족과 전문가 등 주위 사람들이 돕는 것을 '의사결정 지원'이라고 해요.

간단히 말하면 주위 사람이 매사를 당사자의 의향을 무시하고 결정하지 않고, 먼저 본인에게 이야기를 들어보고 행동과 표정도 참고하여 본인의 의사(의향, 취향)를 존중하는 것이지요.

본인에게 필요한 정보를 알기 쉽게, 또 끈기 있게 전달하고, 무엇을 원하는지를 "지금 뭘 하고 싶으세요?"라는 식으로 YES / NO가 아닌 대답이 나오도록 묻고, 안심할 수 있는 환경에서 차분히 답할 수 있도록 하여 본인이 정말로 바라는 것을 표현하게끔 돕는 일입니다.

이 의사결정 지원에서 본인을 잘 아는 가족의 의견은 매우 참고할 만합니다. 특히 시설 입소나 치료를 피하려고 하는 선택은 가족들이 힘들어하는 부분인데, 중요한 것은 '내가 결정'하거나 '남이 결정'하는 두 가지 선택지밖에 없는 건 아니라는 사실입니다. 믿을 수 있는 사람들과 함께 의논하며 '결정해가는' 과정도 있습니다. 함께 결정하는 과정에는 시설 직원이나 의사, 간호사도 참여하기 때문에 시설이나 병원 선택은 신중해야 해요.

성년후견제도를 활용한다

치매가 진행되면 판단력이 저하되고 스스로 통장을 관리하거나 계약을 체결하는 일이 어려워집니다. 이로 인해 필요한 의료 및 돌봄 서비스를 받지 못하는 경우도 있고, 악덕 상술의 피해를 볼 우려도 있어요. 이때 후견인이 재산 관리나 계약 체결 등을 할 수 있도록 하는 것이 '성년후견인제도'입니다.

성년후견인제도에는 판단 능력이 약해진 후에 사용하는 '법정후견제도'와 판단 능력이 약해지기 전부터 사용하는 '임의후견제도'가 있어요. 대리할 수 있는 범위는 당사자의 판단 능력에 따라 3단계(보조→보좌→후견)로 나뉘어 있습니다. 후견인은 관할 가정법원이 선임하게 되어 있지요.

익숙한 용어가 아닐지도 모르지만, 최근에는 성년후견인제도를 이용하는 사람들이 늘어나고 있습니다. 상세한 내용은 노인 복지 지원 센터나 구청, 사회 복지사, 법무사, 변호사 등과 상의해 보세요.

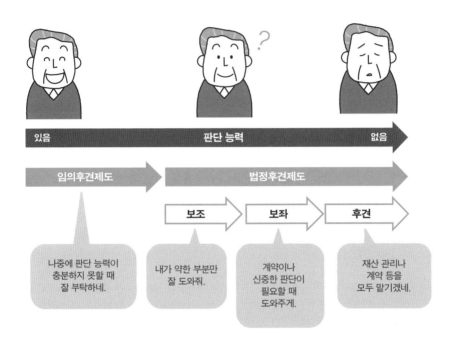

성년후견제도

| 있음 | 판단 능력 | 없음 |

임의후견제도 → 법정후견제도

보조 → 보좌 → 후견 →

나중에 판단 능력이
충분하지 못할 때
잘 부탁하네.

내가 약한 부분만
잘 도와줘.

계약이나
신중한 판단이
필요할 때
도와주게.

재산 관리나
계약 등을
모두 맡기겠네.

✿ SUMMARY

● '의사결정 지원'으로 당사자의 의사를 실현할 수 있다.
● 판단 능력에 따라 성년후견제도 활용이 가능하다.

시설 입소냐,
재택 돌봄의 지속이냐?

치매인 가족을 시설에 입소시킬지 집에서 계속 돌볼지 고민될 때가 있을지도 모르겠습니다. 그럴 때는 시설과 재택 중 하나를 선택해야 한다고 생각하지 말고, 둘 다 선택지에 넣으세요. 내가 거주하는 지역에 소규모 다기능형 거주 돌봄(소규모 다기능 홈)이 있는지 돌봄 매니저에게 물어 보세요. 이 서비스는 주간 보호 서비스와는 달리 방문, 숙박 기능을 하나의 사업소에서 이용할 수 있습니다. 익숙한 직원들, 익숙한 장소에서 서비스를 받을 수 있으니 당사자도 혼란이 적고 신뢰 관계를 구축하기도 쉬워 안심할 수 있고, 가족의 고민도 상담하기 쉬울 겁니다.

하지만 치매가 더 진행되거나, 다치거나 병으로 인해 가족이 돌볼 수 없게 되면 시설 입소를 생각해야 할 때인지도 몰라요. 시설에 가셔야 한다는 이야기를 전하기란 매우 괴로운 일입니다. 하지만 중요한 것은 결과적으로 당사자가 '여기도 지내기에 편안하다'고 생각하도록 하는 일이에요. 그러니 시설 선택은 신중하게 진행하세요. 당사자와 내 마음에 공감하고 함께 생각해줄 직원이 있는지 잘 알아봅시다. 신축 시설인지 아닌지보다도 직원이 밝고 긍정적으로 일하는 것이 중요해요. 직원이 스트레스를 받는다면 돌봄에도 영향이 없지는 않을 테니까요.

옮긴이 황미숙

이와이 순지 감독의 영화들이 계기가 되어 시작한 일본어로 먹고사는 통번역사다. 늘 새롭고 다양한 분야를 넘나들며 즐거움과 깨달음을 얻고, 항상 설레는 인생을 꿈꾼다. 경희대 국어국문학과를 졸업하고 한국외국어대학교 통번역 대학원 일본어과 석사를 취득했다. 현재 번역 에이전시 엔터스코리아 출판기획 및 일본어 전문 번역가로 활동하고 있다. 주요 역서로는『일본 최고의 대부호에게 배우는 돈을 부르는 말버릇』,『영화를 빨리 감기로 보는 사람들』,『기초부터 이해하는 제빵 기술』,『횡설수설하지 않고 정확하게 설명하는 법』,『한 문장으로 말하라』,『책 읽는 사람만이 닿을 수 있는 곳』,『적당히 육아법』,『어른이 되어 그만둔 것』,『진작 이렇게 말할걸』외 다수가 있다.

치매라고 두려워 마라

1판 1쇄 인쇄 2023년 4월 11일
1판 1쇄 발행 2023년 4월 20일

지은이 야부키 토모유키
옮긴이 황미숙
일러스트 쿠마아트

발행인 양원석 **편집장** 정효진 **책임편집** 이하린
디자인 김희림 **영업마케팅** 양정길, 정다은, 윤송, 김지현, 박윤하

펴낸 곳 ㈜알에이치코리아
주소 서울시 금천구 가산디지털2로 53, 20층 (가산동, 한라시그마밸리)
편집문의 02-6443-8858 **도서문의** 02-6443-8800
홈페이지 http://rhk.co.kr
등록 2004년 1월 15일 제2-3726호

ISBN 978-89-255-7673-2 (03510)